AF466930

TRAITEMENT

DES MALADIES

Provenant de l'Acreté du Sang et des Humeurs

ET DE LEUR GUÉRISON

PAR L'EMPLOI DU ROB

BOYVEAU-LAFFECTEUR

SEUL AUTORISÉ EN FRANCE, EN BELGIQUE ET EN RUSSIE

;t admis à l'Exposition universelle de 1855.

INSTRUCTION SUR SON MODE D'EMPLOI

ET OBSERVATIONS DE GUÉRISONS

PAR LE

Dr UDEAU SAINT-GERVAIS

evalier de la Légion-d'Honneur

D e ecin de la Faculté de Paris, etc.

BIBLIOTHÈQUE IMPÉRIALE

PARIS

CHEZ L'AUTEUR, RUE RICHER, N° 12.

CONSULTATIONS GRATUITES DE 10 A 3 HEURES

et traitement par correspondance.

Te 151 1301 (84)

AVIS.

Le prix du Rob Boyveau-Laffecteur est de 15 fr. la bouteille de 1,100 grammes et 7 fr. 50 c. la bouteille de 500 grammes.

Les bouteilles contiennent environ un demi-kilo de Rob, et les bouteilles entières environ un kilo et cent grammes, soit un dixième de plus que 2 demi-bouteilles, ce qui équivaut à une bonification de 1 fr. 50 c. par grande bouteille, soit 15 fr. pour dix bouteilles entières.

On expédie le Rob contre l'envoi d'un bon sur un banquier ou d'un mandat sur la poste. L'entrepôt général du Rob Boyveau-Laffecteur se trouve exclusivement chez le docteur Giraudeau de Saint-Gervais.

De la Contrefaçon.

Le cachet du docteur Boyveau-Laffecteur est empreint dans le verre des bouteilles et sur les capsules en étain mordoré ; il se trouve aussi placé conjointement avec la signature du docteur Giraudeau de Saint-Gervais, sur la bande et la coiffe en papier qui scellent le bouchon.

Pour éviter les contrefaçons, il faut briser les bouteilles vides et détruire les étiquettes.

Modèles des empreintes du verre, de la capsule, du parchemin et de la bande de couleur qui scellent les bouteilles de Rob de Boyveau-Laffecteur.

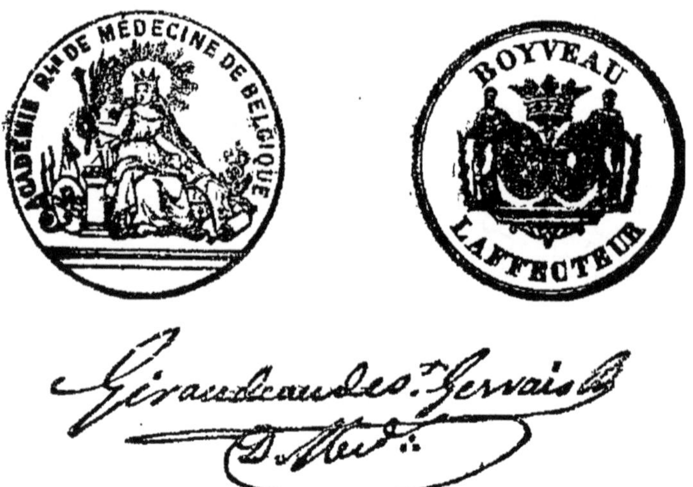

Pour éviter les contrefaçons, il faut faire attention à l'étiquette, aux empreintes et à la signature ; on doit déboucher soi-même les flacons, et se défier des personnes qui rachètent les bouteilles vides.

NOTICE MÉDICALE

SUR LE

ROB BOYVEAU-LAFFECTEUR.

Le système dépuratif que nous avons adopté repose sur un corps de doctrines qui s'appuient elles-mêmes sur les faits, et qui se relient logiquement aux lois de l'organisme. Malgré les suffrages que ces succès mêmes lui ont conciliés de la part de tous les hommes éclairés du monde médical, nous ne voulons point nous en prévaloir pour nous imposer en quelque sorte ; nous tenons, avant tout, à ce que le public juge par lui-même et en parfaite connaissance de cause. C'est une confiance raisonnée, en un mot, que nous sollicitons, et non point une confiance sur parole.

On doit des remerciements aux médecins qui ont attaché leurs noms à leurs méthodes, car de leur efficacité dépendent l'honneur et la réputation des auteurs ; d'ailleurs, il est prouvé par l'expérience qu'à égalité de facultés intellectuelles, un individu qui ne s'adonne qu'à une seule branche des sciences médicales doit y acquérir des connaissances spéciales qui manqueront toujours à la généralité ; cependant les découvertes ont toujours rencontré des obstacles nombreux à leur apparition, en médecine, en politique, en religion, en législation, etc. Galilée fut condamné pour avoir dit, contrairement à la Genèse, que le soleil était immobile : « Je meurs, disait-il, et cependant la terre tourne. » On peut critiquer le Rob, on peut l'attaquer, et cependant il guérit.

Instruction sur le mode d'emploi du Rob.

Doses pour les hommes de 18 *à* 60 *ans :* 3 cuillerées le matin et 3 le soir pendant quatre jours ;

4 cuillerées le matin et quatre le soir du cinquième au dixième jour ;

4 cuillerées le matin, 4 à midi et 4 le soir, après le dixième jour.

On devra continuer la dose de 12 cuillerées par jour pendant tout le traitement ; on pourra même aller jusqu'à 15 cuillerées, si l'estomac les supporte bien.

Doses pour les dames âgées de 18 *à* 50 *ans.* 2 cuillerées le matin et 2 le soir pendant cinq jours;

3 cuillerées le matin et 3 le soir, du sixième au douzième jour;

3 cuillerées le matin, 2 à midi et 3 le soir, après le douzième jour.

On continuera la dose de 8 cuillerées par jour pendant tout le traitement, sauf les époques de la menstruation, où il ne faut prendre que la moitié de la dose.

On peut prendre du *Rob* pendant l'état de grossesse, si la mère craint de donner naissance à un enfant entaché d'un sang vicié. On peut aussi médicamenter les enfants à la mamelle, en donnant quelques cuillerées de *Rob* à leurs nourrices.

Les gens faibles, épuisés ou de constitution nerveuse devront graduer les doses selon la force et la tolérance de leur estomac; ils pourront commencer par une cuillerée matin et soir.

Doses pour les enfants. Les enfants, depuis l'âge d'un an jusqu'à trois, prendront 4 grammes, ou une cuillerée à café de *Rob* pur matin et soir. De trois à neuf ans, 2 ou 3 cuillerées à café matin et soir. De neuf à quinze ans, 1 ou 2 cuillerées à soupe matin et soir, selon la force des individus.

Les enfants débiles, scrofuleux, ayant teté de mauvais lait, ou atteints d'un vice héréditaire, devront être soumis à l'usage du *Rob*, au printemps et à l'automne, depuis l'âge de quatre ans jusqu'à la puberté : une ou deux grandes bouteilles suffisent à chaque saison.

Ce sirop, fort agréable au goût, remplace avantageusement l'huile de foie de morue et tous les sirops dépuratifs et antiscorbutiques que l'on donnait jadis.

Mode d'emploi. Le *Rob* doit être pris le matin, en se levant, et le soir, en se couchant : le matin, au moins une heure avant le déjeuner, et le soir, deux heures après avoir dîné. Quant à la prise du milieu du jour, il faut qu'il y ait deux heures que l'on ait mangé.

Pour avaler le *Rob*, on le verse dans un demi-verre d'eau froide ou de tisane quelconque. On l'agite avec une cuillère à café, et on administre ainsi les 3 ou 4 cuillerées à la fois. Les enfants et ceux qui aiment les sirops peuvent le prendre *pur*, car le *Rob* n'a aucun goût désagréable.

Pour mesurer le *Rob*, on se sert d'une cuillère à soupe, qu'on remplit aux trois quarts, ce qui forme à peu près 12 grammes 1/2 de *Rob*.

A doses élevées, le *Rob* doit tenir le ventre libre, mais il faut les diminuer s'il y avait des purgations répétées le même jour. Quand il y a constipation, on doit prendre quelques lavements d'eau tiède avec une cuillerée d'huile d'olive.

Tisanes rafraîchissantes. Pour les maladies nouvelles, aiguës et inflammatoires peu intenses, au lieu de tisanes, on peut se borner à boire dans la journée quelques verres d'eau sucrée avec des sirops de cerise, de gomme, de guimauve ou de capillaire. Mais quand il y a douleur vive, irritation, inflammation violente, il faut, outre le *Rob*, avaler un litre de l'une des tisanes suivantes, qu'on doit varier, telles qu'infusions de mauve, de bourrache, de lierre terrestre, ou décoction d'orge et de chiendent, graine de lin, etc. Une seule de ces plantes suffit; et, en général, les boissons doivent être peu chargées et agréables à boire. On pourra édulcorer ces tisanes avec des sirops de gomme, de guimauve ou d'orgeat.

Infusions dépuratives. Le *Rob*, étant formé de l'extrait concentré d'un grand nombre de plantes dépuratives, peut dispenser de toute boisson accessoire; cependant, ceux qui voudront y associer des tisanes devront employer les suivantes :

Houblon,	Scabieuse,
Pensée sauvage,	Fumeterre,
Racines de patience,	Chicorée sauvage.

Chacune de ces plantes s'emploie séparément à la dose de 10 grammes par litre d'eau bouillante; faites infuser une heure; passez au travers d'un linge et sucrez avec le *Rob.* On doit boire froid trois ou quatre verres de tisane dans les vingt-quatre heures. Les personnes qui ne rentrent chez elles qu'aux heures des repas, peuvent boire l'infusion de houblon en mangeant, et s'en servir pour mouiller leur vin, ainsi que pour délayer les doses de *Rob* qu'elles prennent soir et matin.

Décoctions sudorifiques. Ces tisanes se nomment ainsi, parce qu'elles tendent à augmenter la transpiration cutanée. On les emploie conjointement avec le *Rob.*

Au premier rang des sudorifiques se trouve la salsepareille, qu'on prendra vingt ou vingt-cinq jours de suite à la dose d'un litre en vingt-quatre heures. Pour la préparer, il suffit de verser un litre d'eau bouillante sur 50 grammes de racine de salsepareille coupée et effilée. On la laisse infuser douze heures; on tire au clair, et la tisane est faite sans embarras. On doit édulcorer la tisane avec de la racine de réglisse. Si l'estomac ne supportait pas bien une décoction de salsepareille aussi concentrée, on n'en mettrait que 25 ou 30 grammes par litre.

On peut ensuite employer, pendant dix ou douze jours, le bois de gayac râpé à la dose de 60 grammes. On fait bouillir pendant une heure dans un litre et demi d'eau, jusqu'à réduction d'un litre. Ensuite passez, laissez déposer et décantez, puis édulcorez avec le *Rob.*

On pourra remplacer le gayac par l'une des substances ci-après indiquées :

Racines de bardane,	Tiges de douce amère,
Feuilles de saponaire,	Sassafras.

Prenez 20 grammes pour un litre d'eau bouillante; faites infuser trois heures, décantez et sucrez avec le *Rob.*

Régime. Alimentation. Il faut manger moins qu'à son appétit et se nourrir de préférence de viandes rôties ou bouillies, volaille, œufs frais et légumes bien cuits. On peut avec avantage manger des pruneaux cuits et des compotes de pommes ou de poires non aromatisées.

Il faut fuir les excès en quelque genre que ce soit; s'abstenir de liqueurs, champagne, charcuterie, gibier, salade, cornichons, truffes, homard, poisson et viandes conservées, enfin de tout ce qui est excitant. Quant au café et au chocolat, on peut en prendre à déjeuner, si l'on en a l'habitude.

Il est permis de fumer modérément, et l'on ne doit boire que de l'eau rougie aux repas. On peut vaquer à ses occupations ordinaires et se traiter même en voyageant.

Hygiène. Il est important de se tenir chaudement et d'être bien couvert en hiver. On portera de la flanelle si on ressent des douleurs dans les membres. On couchera dans des chambres bien aérées, et on évitera la trop grande chaleur, surtout dans les maladies de la peau.

L'emploi des bains est généralement assez utile; on peut les prendre à l'eau simple ou avec addition de 500 grammes d'amidon ou 2 kilogrammes de son de froment, que l'on fait bouillir pendant vingt minutes dans 6 litres d'eau : on passe cette décoction au travers d'un linge, et on l'ajoute à l'eau du bain. Ces bains sont généralement un accessoire utile pour la guérison des maladies internes, excepté dans certaines affections, telles que le rhumatisme et la goutte. Lorsque l'on veut modifier l'état de la peau, on doit ajouter aux bains 150 grammes de carbonate de soude, connu dans le commerce sous le nom de cristaux de soude.

Pour les dartres, teignes, scrofules, nous conseillons aux malades de prendre deux bains par semaine, avec 100 ou 150 grammes de sulfure de potasse : mais il est bien entendu qu'il faut continuer le *Rob* si l'on veut que les bains agissent convenablement.

Propriétés médicales du Rob. Le *Rob Boyveau-Laf-*

fecteur, préparé avec le plus grand soin, est bien supérieur à tous les sirops dépuratifs dits de Larrey, de Cuisinier, de salsepareille, de saponaire, etc. Il remplace l'huile de foie de morue, le sirop antiscorbutique, les essences de salsepareille, ainsi que toutes les préparations à base d'iode, d'or ou de mercure. D'une digestion facile, agréable au goût et à l'odorat, le *Rob* est recommandé par les médecins de tous les pays pour guérir les

Dartres,
Abcès,
Cancers,
Teignes,
Ulcères,
Gales dégénérées,
Scrofules,
Scorbut,
Pertes blanches.

Toutes ces maladies provenant d'une cause interne, c'est à tort qu'on croirait les guérir par une médication externe.

On prescrit aussi le *Rob Boyveau-Laffecteur* pour le traitement des affections des systèmes nerveux et fibreux, telles que :

Goutte,
Douleurs,
Marasme,
Rhumatisme,
Impuissance,
Hypocondrie,
Paralysie,
Stérilité,
Amaigrissement.

En purifiant les humeurs, le *Rob* régénère le sang et harmonise les fonctions vitales. Aussi peut-on l'essayer et l'employer sans crainte, et souvent avec succès, dans un grand nombre de maladies où il n'est pas spécialement indiqué, telles que :

Rhumes négligés.
Anévrismes du cœur,
Catarrhes de vessie,
Ulcères de l'utérus,
Perversion menstruelle,
Coups de sang,
Pâles couleurs,
Hémorrhoïdes,
Tumeurs blanches,
Toux opiniâtre,
Asthme nerveux,
Rétrécissements,
Hydrocèle, hydropisie,
Gravelle,
Coliques périodiques,
Maladies du foie,
Gastrite,
Gastro-entérite.

Pour obtenir la guérison des maladies chroniques qui ont déjà résisté à plusieurs traitements, il faudra se soumettre à l'emploi du *Rob* au printemps, à l'automne, et recommencer trois ou quatre ans de suite. Nous recommandons surtout aux femmes qui arrivent à l'âge critique d'employer le *Rob* pendant quinze et dix-huit mois, consécutivement et à petites doses, afin de prévenir les ulcères et autres accidents, si fréquents à cette période orageuse de la vie.

Le *Rob Boyveau-Laffecteur* a été approuvé par l'ancienne Société royale de médecine, par le décret de l'an XIII, et fourni à la marine de France, en 1788 et en 1793; en 1850, il a été approuvé en Belgique, par le ministre de la guerre, pour le service sanitaire de l'armée belge, et en dernier lieu, il a été offficiellement autorisé pour tout l'empire de Russie. Comme antisyphilitique, le *Rob* a été admis dans les hôpitaux de la marine française depuis 1788.

Ce *Rob* guérit surtout les maladies syphilitiques que l'on désigne sous les noms de *primitives*, *secondaires* et *tertiaires*. Cette dernière espèce survient quelquefois vingt ans après les premiers symptômes, que l'on croyait annulés. Comme dépuratif puissant, il détruit les accidents occasionnés par le mercure, et il aide la nature à s'en débarrasser, ainsi que de l'iode, quand on en a trop pris. C'est le seul remède que l'on doive employer avec confiance lorsqu'on veut se marier et avoir des garanties pour la santé de ses enfants et la paix dans son ménage.

Académie royale de médecine de Belgique. — Séance du 27 janvier 1849.

Une discussion utile à connaître a eu lieu à l'Académie royale de médecine de Belgique, dans sa séance du 27 janvier 1849, sur la proposition faite par un membre de ce corps savant pour demander au gouvernement de lever exceptionnellement, en faveur du *Rob végétal dépuratif de Laffecteur*, la prohibition qui, en Belgique, frappe indistinctement tous les remèdes secrets, et en particulier les préparations pharmaceutiques, à base de sucre.

Les motifs émis pour appuyer la demande d'introduction du *Rob Boyveau-Laffecteur* constatent l'efficacité de cet agent héroïque, et justifien la publicité que la presse médicale a cru devoir accorder aux cures opérées par ce précieux remède qui, au milieu de luttes d'intérêts divisés, perdait chaque jour, dans l'esprit des praticiens, la juste réputation qui lui était acquise par des succès prolongés pendant plus d'un demi-siècle.

L'Académie de médecine belge a pris l'initiative pour appeler l'attention de l'autorité sur le débit d'un remède dont la vente, légalement autorisée, doit avoir lieu dans des conditions qui écartent toute fraude et qui offrent des garanties complètes contre toute substitution faite au détriment de la santé publique.

Discussion de la proposition de M. Thirion, relative à la prohibition du Rob de Laffecteur. (Présidence de M. Wleminckx.)

M. Wleminckx. — En ma qualité d'inspecteur du service de santé militaire, j'ai, quelle que fût l'opinion de l'Académie et des Commissions médicales, intercédé de toutes mes forces auprès du gouvernement pour qu'il refusât la prohibition qu'on lui demandait. Je lui ai exposé non pas un cas, mais cent cas où le *Rob Boyveau-Laffecteur* avait sauvé, dans notre armée, les officiers les plus expérimentés. Je lui ai dit que, si on empêchait l'introduction de ce médicament dans le pays, on irait nécessairement se faire traiter en France, ou que l'on fabriquerait ici un *Rob* que les dupes avaleraient pour le *Rob Boyveau-Laffecteur*.

M. Carlier. — J'ai aussi l'honneur de faire partie d'une Commission.

Il a été également question, dans le sein de cette Commission, du *Rob Boyveau-Laffecteur*, et elle s'est prononcée, je dois l'avouer, par son interdiction; mais vous voudrez bien remarquer que, comme moyen thérapeutique, l'efficacité de ce remède n'a pas été contestée. Le *Rob Boyveau-Laffecteur* a été considéré comme un remède, je ne puis pas dire indispensable, mais souverainement utile dans des cas déterminés. On a dit qu'il y avait des agents supplémentaires du *Rob* dont il s'agit. Cette opinion n'a pas été débattue parce que cela n'était pas nécessaire. La Commission médicale du Brabant a admis que c'était un remède utile, et elle ne s'est pas prononcée pour la prohibition à ce point de vue.

Remarquez encore que ce vote est loin d'avoir été unanime, et qu'il n'a pas passé sans avoir été vivement contesté : si la question revenait à l'examen de la Commission du Brabant, il est probable qu'une tout autre résolution serait prise.

M. François. — Lorsqu'en 1828, une Commission formée par le gouvernement était réunie à Bois-le-Duc, la question qui nous occupe fut aussi mise en discussion, et l'honorable M. Fallot et moi nous combattîmes de toutes nos forces la prohibition du *Rob Boyveau-Laffecteur* que demandaient les médecins hollandais. La Commission médicale du Hainaut tout entière, que je représentais dans cette assemblée, m'avait autorisé à en agir ainsi.

Je demande, Messieurs, que l'Académie prie le gouvernement de révoquer la prohibition qui frappe le *Rob*.

M. Wleminckx. — Je suis obligé, au nom de l'humanité, de répondre à l'observation de l'honorable M. de Messermann. Il prétend que la matière médicale possède d'autres médicaments aussi efficaces que le *Rob Boyveau-Laffecteur*. Dans l'intérêt de l'armée et dans celui des contribuables, il n'est point d'essai que nous n'ayons faits, et constamment nous avons dû en revenir au *Rob Boyveau-Laffecteur*, qui seul nous a procuré des succès.

Les véritables propriétés du *Rob Boyveau-Laffecteur* sont parfaitement connues. J'en appelle à tous les praticiens : il n'en est pas un seul qui n'ait eu l'occasion d'en faire usage. Dans tous les cas, je le répète, nous n'avons qu'une seule chose à faire, c'est de dire au gouvernement : « Il est utile que le *Rob*, le véritable *Rob Boyveau-Laffecteur*, puisse être importé en Belgique. » Mais nous n'avons nullement besoin de faire *hic et nunc* une enquête sur la nature de ce *Rob*.

Après des débats fort animés, l'Académie passe au vote et décide qu'elle demandera au gouvernement, dans l'intérêt de l'art et de l'humanité, qu'il permette la libre entrée du *Rob* en Belgique. (Voir, pour plus de détails, les journaux de médecine de Bruxelles et le *Moniteur belge* du 1er février 1849.)

Royaume de Belgique.

Le gouvernement belge, déférant au vœu de l'Académie, *a levé la prohibition du Rob Boyveau-Laffecteur, par un arrêté royal du 22 mars* 1849.

Après de nouvelles discussions, on a tenté, en 1850, de faire rapporter cet arrêté en faveur du *Rob Boyveau-Laffecteur* ; mais le gouvernement belge a maintenu la décision de l'Académie du 29 janvier 1849, et ce remède entre librement en Belgique.

Académie de médecine de Belgique. — Séance du 4 janvier 1851.

Voici en quels termes s'est exprimé l'honorable président, qui est en même temps inspecteur général du service de santé de l'armée :

« Mais ici, je le comprends, j'ai quelques mots à répondre à ceux qui m'objecteront que, dans l'état actuel de la science, d'autres agents peuvent être substitués au *Rob Boyveau-Laffecteur* sans inconvénient et avec fruit.

« Messieurs, je regrette de devoir vous parler souvent de moi ; mais ma position me le permet et m'en fait un devoir. Je suis depuis vingt ans le centre vers lequel viennent converger de nombreux rapports sur la syphilis constitutionnelle. Si je pouvais dérouler devant vous mes archives, vous y constateriez, et l'honorable M. Tallois est là du reste pour l'affirmer, qu'il n'est pas un moyen, pas une médication auxquels on ait eu recours dans l'armée contre les phénomènes tertiaires de la maladie vénérienne, et que si nous avons été assez heureux pour obtenir quelques guérisons à l'aide d'autres agents que le *Rob Boyveau-Laffecteur*, force nous a été de permettre pour un grand nombre l'emploi de ce remède, en désespoir de cause, et lorsque tous les autres avaient échoué. Les bienfaits que nous en avons retirés sont immenses ; j'en atteste ici tous les membres de l'Assemblée qui ont appartenu ou qui appartiennent encore au service de l'armée ; et, pour le dire en passant, dans les cas où ce remède n'a pas parfaitement répondu à notre attente, il est rare que nous n'ayons pas eu à constater des écarts de régime ou l'inobservance des règles prescrites.

« Certes, l'excellence du régime préconisé par Laffecteur ne saurait être contestée ; mais nous avons eu plus d'une fois occasion d'imposer dans les syphilis constitutionnelles (M. Tallois est encore là pour le dire) cette sévérité de régime jointe à la cessation de toute médication, et je vous le déclare, nous avons eu plus d'un échec à enregistrer. C'est alors, à bout de ressources, que nous permettions l'administration du *Rob Boyveau-Laffecteur*, dont les résultats tenaient souvent du merveilleux.

« Laissez-moi vous dire enfin, Messieurs, que nous avons fait usage à plusieurs reprises, dans l'armée, du sirop de Cuisinier, de sirops de salsepareille de toute espèce, d'une foule de Robs, et qu'il a fallu toujours en revenir au *Rob Boyveau-Laffecteur*.

« Depuis le commencement de cette année, nous avons redoublé de précaution, d'abord pour ne pas laisser faire inutilement emploi du *Rob Boyveau-Laffecteur*, ensuite pour être constamment tenu au courant des effets que son administration aurait produits.

Voici, du reste, quelles sont et quelles ont été de tout temps ces précautions.

« Lorsque l'emploi du *Rob Boyveau-Laffecteur* est jugé nécessaire, il en est fait part à l'administration du service de santé. Celle-ci requiert immédiatement l'histoire de la maladie et l'avis du chef de service de la garnison ; si elle juge, d'après ces documents, que le moment d'administrer le remède est venu, elle en autorise la prescription, moyennant de la tenir au courant des suites du traitement quelles qu'elles soient.

« Or, depuis le 1er janvier 1850, nous avons eu à permettre treize fois l'emploi du *Rob Boyveau-Laffecteur*. Eh bien ! sur ces treize cas, nous comptons huit succès des plus remarquables, c'est-à-dire la disparition de tous les phénomènes maladifs, trois malades en voie de guérison et deux améliorations. Pour ces deux derniers cas, le *Rob Boyveau-Laffecteur* a été ordonné par M. Seutin lui-même.

« Les observations que j'ai ici sous la main sont trop intéressantes pour la plupart pour que je ne me croie pas obligé de les mettre sous vos yeux ; il en est d'ailleurs qui appartiennent à des membres de cette assemblée. Laissez-moi donc vous les communiquer.

« Après avoir entendu la lecture de ces observations, l'Académie en a ordonné l'impression. »

(EXTRAIT *du Bulletin de l'Académie royale de médecine.*)

Clinique étrangère.

Extrait des observations de guérisons recueillies dans les hôpitaux militaires de la Belgique et lues à l'Académie de médecine.

Première observation. — M. X.... avait eu trois fois une maladie secrète, lorsqu'il vint réclamer mes soins. Les symptômes étaient fort graves. Plusieurs abcès exigèrent qu'on les ouvrît avec la lancette. La peau se couvrit ensuite d'une éruption dont les caractères spéciaux indiquaient cette période de la maladie, qui était parvenue au plus haut degré d'intensité. On administre le *Rob Boyveau-Laffecteur,* dont les doses sont portées progressivement à 12 cuillerées par jour. Au bout de six semaines, il y a amendement général des symptômes, et après l'emploi de 15 bouteilles de *Rob*, M. X... ne conserva d'une affection aussi grave que le souvenir de ses maux passés.

DE FROMONT, médecin au 4e de ligne.

Deuxième observation. — M. X..., officier, fut atteint de maladies secrètes dans l'espace de trois ans. Traité d'abord par le mercure, les résultats furent complétement négatifs. Il en fut de même des eaux d'Aix-la-Chapelle. Les symptômes devenant alarmants, j'obtins alors l'autorisation de requérir le *Rob Boyveau-Laffecteur.* Le traitement se composa de 8 bouteilles, après l'emploi desquelles tous les symptômes avaient disparu. Depuis son séjour au camp de Beverloo (28 juillet 1850), la santé de cet officier est dans un état parfait.

LEFÈVRE, médecin du 1er lancier.

Troisième observation. — Note de M. Henrion, transmise à M. le médecin de la garnison, Coffin.

Monsieur le médecin de garnison,

J'ai l'honneur de vous adresser le rapport sur le résultat du traitement au moyen du *Rob Boyveau-Laffecteur,* chez la dame d'officier pour laquelle la demande de cette substance avait été faite le 29 mai dernier.

Cette dame était atteinte, depuis un an environ, d'une éruption herpétique occupant les mains et les pieds; les diverses médications préconisées pour ce genre de maladie avaient été vainement employées, lorsqu'un des médecins traitants crut reconnaître, dans le caractère de l'éruption, sa nature syphilitique; c'est d'après ces indications que cette dame fut soumise au traitement par le *Rob Boyveau-Laffecteur.* Celui-ci fut commencé le 6 juin; l'amélioration ne se fit sentir que deux mois plus tard, mais dès lors la maladie marcha avec rapidité vers la guérison. Huit bouteilles ont été prises, et depuis deux mois qu'on a cessé le traitement, cette dame n'a éprouvé aucun symptôme de son ancienne maladie. En sorte qu'actuellement on peut considérer la guérison comme étant complète.

Louvain, 5 décembre 1850.

Quatrième observation. — Note de M. Gouzée.

Monsieur l'inspecteur général,

J'ai l'honneur de vous faire parvenir le rapport demandé par votre lettre du 3 décembre courant, n° 24, concernant l'emploi du *Rob Boyveau-Laffecteur,* chez le lieutenant C..., pour un eczéma chronique de la jambe.

Si j'ai tardé à vous adresser ce rapport, c'était pour m'assurer si les effets du traitement étaient stables, ou si, comme il arrive quelquefois, le mal n'avait été pallié que pour un certain temps.

Pendant l'emploi du sirop, aidé d'un régime sévère et bien observé, l'éruption a perdu peu à peu les caractères qu'elle offrait primitivement. Les ulcérations se sont cicatrisées sans retour, les exsudations se sont taries, le volume anormal du membre a diminué et est revenu à son état antérieur.

Maintenant, il y a deux mois que le traitement a été terminé, et le membre reste bien. On n'y observe que peu de desquammation très-limitée, et çà et là une légère rougeur qui peuvent être regardées comme les suites ordinaires d'une affection cutanée longtemps prolongée. Tout porte à croire que la maladie est guérie.

Cet officier, suivant une première lettre de M. Gouzée, en date du 17 juin 1850, portait depuis plusieurs années un eczéma chronique étendu à toute une jambe; les petites ulcérations creuses, à bords cuivreux, qui s'y formaient par intervalles, lui donnaient le caractère d'une syphilide. Il avait pris pendant longtemps diverses tisanes, le sirop de salsepareille, l'iodure de potassium, suivi de traitements mercuriels par le sublimé, par le proto-iodure de mercure, le tout sans succès. « En pareil cas, m'écrivi M. Gouzée, le *Rob Boyveau-Laffecteur* est souvent très-efficace. »

Anvers, 3 décembre 1850.

Cinquième observation. — M. X..., capitaine, avait eu une affection secrète dont la première apparition remontait à quatre ou cinq ans. Il s'était traité lui-même, c'est-à-dire empiriquement. Après avoir consulté plusieurs médecins, il résolut de faire usage du *Rob Boyveau-Laffecteur*, en cédant aux conseils de ses camarades. N'ayant obtenu aucune amélioration, malgré l'emploi de quatre bouteilles, il vint alors me trouver. Lui ayant exposé mes doutes sur la qualité du *Rob* dont il avait fait usage, il me fit venir cinq demi-bouteilles de la rue Richer, n° 12, à Paris. A cette époque, on constatait les symptômes les plus fâcheux de l'état chronique. J'adressai, le 21 juin, à M. le médecin principal Gouzée, une demande d'autorisation de prescrire le *Rob*, jusqu'à concurrence de quatre bouteilles entières. Les changements les plus favorables étant survenus, on obtint le 15 octobre une seconde fois l'autorisation de prescrire deux bouteilles de *Rob*. Au 26 décembre, la guérison de M. X... était complète; il ne restait aucune trace de la maladie.

FROMONT, médecin au 4e de ligne.

Sixième observation. — M. C. H..., lieutenant, contracta une maladie secrète en 1847. En 1848, les traitements suivis antérieurement étant demeurés tout à fait inertes, le malade éprouvait de redoutables accidents. Il y avait douleurs ostéocopes aux membres et à la partie supérieure du crâne. Tous les remèdes échouèrent de nouveau, même le *Rob Boyveau-Laffecteur* : M. C. se l'était administré seul et inconsidérément. En décembre 1849, pendant que j'étais chargé du service du camp de Beverloo, le malade était si profondément affecté physiquement et moralement, que je lui proposai de nouveau l'usage du *Rob* en insistant sur l'abus qu'il en avait fait. Il n'eut pas plutôt pris quatre bouteilles que les symptômes s'amendèrent considérablement. Après la cinquième bouteille, le malade ne ressentait plus rien : la guérison ne s'est pas démentie.

ANDRE, médecin de bataillon au 6e de ligne.

(EXTRAIT du tome II, n° 2, 1851, du *Bulletin de l'Académie de médecine de Belgique.*)

Des découvertes en Médecine.

Les découvertes heureuses dans l'industrie, le commerce et l'agriculture sont des titres incontestés à la faveur publique. Tous les échos de la renommée retentissent en l'honneur de ceux qui font faire un pas en avant aux sciences et aux arts. La loi, l'État et l'opinion sont unanimes dans leur sollicitude ou leur reconnaissance ; nul ne flétrit ni n'envie le juste succès des inventeurs, et le droit sacré de propriété vient sans conteste poser sur les auteurs son empreinte tutélaire. Mais en médecine, voyez quelle étrange anomalie ! Faites une découverte utile, possédez un remède spécial, c'est-à-dire rendez aux hommes un service qui prime de bien haut ceux qu'ils peuvent attendre de l'industrie ou des arts, vous ne recevrez que persécution et ingratitude. On vous dira : Un médecin ne doit pas avoir de secrets pour l'humanité. On publie sa formule et bientôt la contrefaçon vient vous dépouiller du fruit de vos veilles. Dans l'ancienne législation médicale, il n'en était pas ainsi, et des lettres patentes venaient ennoblir les découvertes utiles en leur concédant un privilège pour leur exploitation, et ceux qui les contrefaisaient étaient punis comme *faussaires*. Du reste, le temps a fait justice de plusieurs remèdes anciennement autorisés, et sur l'océan de l'oubli, *rari nantes apparent in gurgite vasto*. Parmi eux se distingue principalement le Rob de Boyveau-Laffecteur, mais il lui fallait le baptême de l'actualité, et le propriétaire a cru qu'il fallait le faire pénétrer dans les hôpitaux, et dans cette intention, il a offert gratuitement une caisse de ce remède à plusieurs établissements de bienfaisance.

On doit des remercîments aux médecins qui ont attaché leurs noms à leurs méthodes, car de leur efficacité dépendent l'honneur et la réputation des auteurs ; d'ailleurs, il est prouvé par l'expérience qu'à égalité de facultés intellectuelles, un individu qui ne s'adonne qu'à une seule branche des sciences médicales doit y acquérir des connaissances spéciales qui manqueront toujours à la généralité ; cependant les découvertes ont toujours rencontré des obstacles nombreux en médecine, en politique, en religion et en législation. Galilée fut condamné à mort pour avoir dit, contrairement à la Genèse, que le soleil était immobile. « Je meurs, disait-il, et cependant la terre tourne. » On peut critiquer le Rob, on peut l'attaquer, et cependant il guérit.

Après une longue expérience toujours couronnée de succès, il est utile de ramener l'attention publique à l'idée que le *Rob Boyveau-Laffecteur* est une des plus heureuses découvertes dont la médecine puisse s'honorer. C'est à cette multitude de malades guéris radicalement, c'est aux hommes de l'art que les cures étonnantes, opérées sous leurs yeux par ce remède, ont amenés à un mode de traitement moins dangereux et plus certain, qu'il convient d'en appeler. De pareils suffrages ne peuvent être suspects : ils parlent d'eux-mêmes avec éloquence, ils étoufferont les efforts de la malveillance, et conserveront à ce remède la confiance qu'il a obtenue dans toutes les parties du monde.

Nous devons maintenant citer au hasard quelques-unes des observations qui nous ont été communiquées.

Maladies du système cutané. — Cures remarquables.

Dartres et maux d'oreilles. — J'ai eu l'honneur, il y a trois semaines, de vous demander six bouteilles du Rob de Boyveau-Laffecteur. La personne qui en a fait usage s'en trouve extrêmement bien, et me prie de us donner quelques détails sur les affections diverses qu'elle éprouvai

C'est un homme de quarante ans, d'une très-belle constitution, ayant eu, il y a plusieurs années, un ulcère induré qui ne laissa pas de trace pendant longtemps ; mais depuis trois ans, cet homme a éprouvé vers l'oreille droite des bourdonnements et un sifflement régulier que tous les traitements que vous pourrez imaginer n'ont point modifié. En même temps un eczéma très-confluent s'est développé sur le corps ; il s'est un peu apaisé par les moyens ordinaires ; mais les douleurs générales que le malade éprouvait en même temps ne se sont point calmées, et il est resté longtemps dans le même état, ne conservant d'espérance que dans l'usage du Rob de Boyveau, que les médecins les plus distingués à Paris lui avaient conseillé comme dernière ressource.

Depuis l'usage de cette préparation, l'eczéma et les douleurs ont presque totalement disparu ; les bruits d'oreille se sont sensiblement modifiés, et la personne, confiante dans ce dernier moyen qu'elle vient de mettre en œuvre, me prie de vous adresser ces remarques, et me fait vous demander six nouveaux flacons de Rob.

Douai (Nord), 28 juin 1852. Docteur GELEZ fils.

Teigne dartreuse. — M. M... a été parfaitement guéri d'une dartre qu'il avait à la tête et qui avait résisté à plusieurs traitements. Il est bon de faire observer que ce monsieur n'a pris qu'une seule bouteille.

— Madame F. a été complétement guérie par le Rob d'une affection dartreuse aux jambes ; cette dame n'a pas même suivi le traitement complet : trois bouteilles ont suffi.

BRU, Pharmacien à Montauban.

Dartre vive. — Une dame, âgée de quarante à quarante-cinq ans, était affectée depuis fort longtemps d'une dartre vive sous le sein gauche, tous les moyens employés jusqu'ici avaient été infructueux ; bien plus, l'approche de l'âge critique avait amené une irritation plus grande, et la plaie avait pris un développement effrayant. Dans cette pénible situation, elle eut recours, suivant le conseil qu'on lui donna, au Rob Boyveau, qui amena une prompte et entière guérison.

Émile CORT, Pharmacien à Roye,
membre du Jury médical du departement de la Somme.

Lèpre du visage. — Une dame, âgée de soixante-huit ans, avait depuis vingt ans une dartre qui lui couvrait la plus grande partie de la figure, et qui, elle aussi, avait résisté à tous les traitements. Deux seules bouteilles ont suffi pour la guérir.

BROU-DUCLAUD, pharmacien à Rochefort.

— Madame X... était depuis longues années affectée d'une dartre dont le visage était souvent le siége. L'emploi de quatre bouteilles en a produit la guérison, qui paraît être durable.

COUTANT, pharmacien à Fontainebleau.

Syphilide. — M. D... âgé de quarante-huit ans, portait à la jambe gauche, depuis l'âge de vingt-cinq ans, une dartre qu'il avait en vain traitée par tous les moyens ordinaires. Six bouteilles de Rob et quelques bains la firent disparaître complétement.

LECOQ, pharmacien à Saint-Quentin.

Constitution dartreuse. — Le sieur X..., après avoir subi différents traitements indiqués par de savants médecins, afin de le guérir d'une immense quantité de dartres qui lui couvraient une partie du corps, n'a pu trouver sa guérison que par l'emploi du Rob Laffecteur, et quelques bouteilles lui ont suffi.

DAVID, pharmacien à Arnay-le-Duc.

Dartre rebelle. — L'an dernier, j'ai employé votre Rob dans deux maladies cutanées différentes, et je les ai parfaitement guéries par son emploi. Aujourd'hui, je vois une malade atteinte d'une affection dartreuse qui a résisté aux préparations arsenicales et à plusieurs autres traitements; je viens vous prier de vouloir bien m'expédier le plus tôt possible une caisse de votre excellent Rob.

J. VASSEUR, médecin à Beben.

Affection de la peau. — J'emploie avec un succès toujours constant votre Rob contre les affections chroniques ou contre les maladies de la peau qui ne sont pas de cette nature, toutes les fois que les moyens des personnes qui me consultent le permettent, et j'en étendrai l'usage le plus que je pourrai.

Solbre-le-Château, 18 mai 1852. E. REVENOT, médecin.

Eczéma chronique.—En plusieurs circonstances déjà j'ai employé avec succès votre excellent Rob; j'ai aujourd'hui à traiter un malade atteint d'un eczéma chronique; faites-moi le plaisir de m'adresser de suite par la diligence, et en remboursement, dix grandes bouteilles.

Clermont-Ferrand, 7 sept. 1852. CAPRON,
docteur méd. major au 10e chasseurs.

Taches à la peau. — Monsieur, M. X..., du 6e dragons, a eu l'honneur de vous demander quelques bouteilles de votre excellent Rob pour des taches dont il est porteur depuis quelques années. M. X. m'ayant bien voulu consulter à mon passage en cette ville, j'ai complétement approuvé la résolution et les conseils que contient votre lettre d'envoi.

J'ose espérer que, sur ma recommandation confraternelle, vous voudrez bien le faire profiter des réductions de prix que vous accordez d'ordinaire aux officiers de l'armée.

Avignon, 22 août 1856. Dr E. ELY, médecin au régiment
de gendarmerie de la garde impériale.

Dartre cancéreuse. — **Mes 51 ans de services militaires** et mes 81 ans d'âge me pèsent et me dispensent de soigner des malades; mais dans certains cas graves, dans certaines maladies qui ont épuisé le savoir et la patience des médecins, je me remémore les succès obtenus par mon excellent père, mort directeur de la faculté de médecine de Strasbourg en 1814. Je me souviens aussi des nombreux malades qu'à son exemple j'ai traités et guéris avec le *Rob de Laffecteur.*

J'écris par ce courrier à M. X..., colonel d'état-major, en faveur de sa belle-sœur, pour avoir votre avis sur sa cruelle maladie que je n'ai point vue, mais qui s'est développée, m'a-t-on dit, sur le côté du nez, et a envahi les parties osseuses de cette région. J'ai une telle confiance dans le Rob, d'après la longue et intelligente expérience de mon père et la mienne, que j'ai supplié M. X... de vous présenter sa belle-sœur, qui jusqu'ici a essayé vainement de toutes les médications. La confiance que j'ai dans le Rob pour ces maladies de *nature dartreuse*, et qui résistent à tous les autres traitements, me décide à renouveler mon invitation.

Dans cette confiance, agréez, monsieur et honorable confrère, etc.

Lons-le-Saunier (Jura), 21 sept. 1855. VILLARS, docteur-méd., officier
de la Légion d'honneur, ancien médecin
en chef des hôpitaux militaires, etc.

BIBLIOTHÈQUE IMPÉRIALE IMPR.

Taches furfuracées. — Dans les maladies de la peau, le Rob de Boyveau-Laffecteur a toujours été employé avec succès. C'est avec ce médicament que j'ai guéri une dame qui portait à la cuisse une dartre furfuracée. Six bouteilles suffirent pour le traitement.

J. LAVOLLEY, doct. en méd., r. Tiquetonne.

— J'ai deux observations bien concluantes à vous transmettre en faveur du Rob Laffecteur, pour des affections de la peau les plus rebelles.

Guingamp, le 6 août 1849. DUTOYA, docteur-médecin.

Mon cher confrère, je viens d'utiliser l'échantillon de Rob qui a été mis, de votre part, à ma disposition : le bien obtenu me donne le désir de continuer le traitement. Seriez-vous disposé à sacrifier quelques doses nouvelles ? En cas affirmatif, j'enverrai chez vous : c'est donc un mot de réponse que j'attends de votre obligeance.

J'ai goûté et bien examiné le Rob, sa préparation me paraît aussi parfaite que possible.

Paris, 10 déc. 1852. DUCHESNE-DUPARC, doct.-méd., prof. de pathologie.

Gale invétérée. — Je déclare que M. C..., habitant le département des Vosges, était atteint depuis cinq ans de gale qu'il avait combattue par plusieurs traitements toujours infructueux. Eveillé toutes les nuits par un prurit devenant purulent au premier frottement, il a été parfaitement guéri, en suivant les conseils du docteur Giraudeau de Saint-Gervais, par le Rob Boyveau-Laffecteur.

GRANET, ex-chirurg. des hôpitaux.

Vice dartreux. — Madame G..., demeurant à Angers, n'avait pu guérir par tous les autres moyens ordinaires, une dartre écailleuse aux cuisses et aux jambes. Depuis qu'elle était en traitement, à peine si elle avait pu se soulager pendant quelques mois. Depuis un an qu'elle a fait usage du *Rob Boyveau-Laffecteur*, sa santé s'est améliorée progressivement. D'après les conseils de son médecin, qui prescrit journellement l'emploi du *Rob Boyveau-Laffecteur*, elle suspendit son traitement, afin de s'assurer si véritablement les bons résultats qu'on obtenait étaient dus à l'efficacité de votre préparation. Depuis six mois qu'elle n'en fait plus usage, elle est complétement guérie. Je puis vous dire aujourd'hui sans crainte toute la satisfaction qu'elle en éprouve.

Angers, 24 novembre 1847. CH. MÉNIÈRE, pharmacien.

Dartres rebelles. — M'étant trouvé dans l'occasion d'appliquer votre remède à une de mes paroissiennes qui était dans le plus triste état par suite de rubans de dartres qui résistaient à tout traitement, j'ai obtenu une complète guérison seulement avec deux bouteilles de Rob, des bains de son et tisane de pensée, comme vous les prescrivez dans vos petits livres, je devins dès lors propagateur de ce remède, dont j'avais reçu le prospectus comme tant d'autres, c'est-à-dire sans y faire nulle attention. J'ai donc, au moyen de vos livres et de votre Rob, rendu service à beaucoup de personnes.

BOFFAIS, curé de Foissy,
canton d'Arnay-le-Duc (Côte-d'Or).

Écailles sur tout le corps. — Encouragé par le succès que j'ai obtenu l'année dernière chez un malade atteint depuis longtemps d'une éruption squammeuse de tout le corps, je viens vous prier de m'envoyer douze bouteilles de Rob Boyveau pour une malade atteinte d'une éruption à peu près semblable à la face.

Dun-sur-Meuse, le 25 mars 1852. BIZOX, D.-M.-P.

Erysipèle du visage. — Ayant appris que vous publiez un mémoire sur les effets thérapeutiques du Rob Boyveau-Laffecteur, je me fais un devoir de vous communiquer que, dans ma pratique en Angleterre, j'ai rencontré un très-grand nombre de cas où l'application de votre Rob a été couronné de succès. J'ai constamment trouvé que ce moyen est de beaucoup supérieur à la plupart des spécifiques célèbres et qu'il n'est inférieur à aucun remède de sa classe. Les résultats obtenus ont toujours surpassé mon attente et je ne regrette que d'avoir négligé de vous en informer plus tôt.

Je me propose de tenir désormais un registre spécial des guérisons obtenues par ce précieux médicament et de vous en tenir au courant pour le bénéfice de la science et de l'humanité en général. Permettez-moi, cependant, de vous citer sur-le-champ un fait trop récent pour qu'il ait pu s'échapper de ma mémoire.

Une dame d'un très-haut rang, madame S..., de Constantinople, dont le fils était affecté d'un érysipèle phlegmoneux rebelle qui lui rongeait tout le visage, eut, après plusieurs essais infructueux tentés par les plus célèbres praticiens de son pays, le bonheur de consulter un médecin anglais qui prescrivit le Rob Laffecteur, et en très-peu de temps l'enfant fut guéri radicalement. Il jouit non-seulement d'une santé parfaite, mais encore d'une force extraordinaire. La joie et la reconnaissance de la mère m'ont laissé une impression profonde. Recevez-en ma sincère félicitation avec l'assurance de ma parfaite considération.

Paris, le 21 mars 1857. [illegible], M. D. et professeur de chimie.

J'exerce la médecine dans un pays où sont assez communes des affections de la peau. Malgré les avantages incontestables qu'on pourrait retirer en pareil cas de l'usage du Rob Laffecteur, il est peu employé dans notre pays à cause du prix élevé auquel il est livré par vos dépositaires. Moi-même j'ai souvent regretté que cette élévation de prix mît la plupart de mes malades dans l'impossibilité d'y recourir. Je viens vous demander de me faire, par la voie la plus économique et aux conditions de votre avis-circulaire, un premier envoi de dix-huit bouteilles de 1,100 grammes chacune.

Argelès-de-Bigorre, 23 fév. 1857. CENAC, doct.-méd., ancien représentant du peuple.

MALADIES DU SYSTÈME LYMPHATIQUE. — OBSERVATIONS DE GUÉRISONS.

Écrouelles : maladies scrofuleuses. — En 1854, un de mes confrères ecclésiastiques des environs de Nevers, qui venait de lire la dernière édition de mon traité de médecine domestique, intitulé : *Le Médecin du corps et de l'âme*, y avait remarqué mes appréciations sur les affections scrofuleuses. Il m'adressa toute une famille affligée de cette cruelle maladie. Cette petite caravane se composait de trois jeunes filles dont la plus âgée avait 11 ans et la plus petite 5 ; deux garçons l'un de 4 ans et l'autre de 7. Les trois jeunes filles étaient criblées d'ulcères sur toutes les parties du corps où dominent les vaisseaux lymphatiques. Ces ulcères, tantôt rougeâtres, tantôt blafards, disparaissaient momentanément à la suite de divers traitements et ne tardaient pas à reparaître. Chez les garçons, le nombre des ulcères était moins considérable, mais il y avait une tuméfaction des glandes et commencement d'engorgements aux articulations dont la flexion s'exécutait déjà avec difficulté. Je prescrivis le Rob Boyveau-Laffecteur. La famille en prit quarante bouteilles pour en faire journellement usage matin et soir. Dès le premier mois, on annonça une amélioration notable dans l'état général de ces enfants. On vous doit bien

—

de la reconnaissance, m'écrivait leur curé, de leur avoir indiqué un traitement qui dès ce moment leur donne l'espoir d'une guérison prochaine. En effet, au bout de quatre mois, tous les ulcères des jeunes filles et les glandes des garçons avaient disparu, leurs chairs s'étaient raffermies, une santé florissante remplaçait une cachexie ultra-lymphatique. Enfin six mois après l'affection scrofuleuse se trouvait complétement éteinte.

Abbé CLAVEL, Chanoine, médecin de la Faculté de Paris.

Ulcère. — Longtemps j'ai douté de l'efficacité si justement proclamée du *Rob Boyveau-Laffecteur* contre les maladies constitutionnelles; mais l'été dernier, un de mes clients, M..., ayant des syphilides ulcérées au front, à l'axe du nez, fut vous consulter, et, après un usage de quelques mois du *Rob Boyveau-Laffecteur*, les ulcérations se cicatrisèrent admirablement, et tout symptôme disparut. Sa femme, qui, aussi, depuis quelques années, avait une fort mauvaise santé, éprouvant des symptômes qui faisaient supposer une lésion organique de l'utérus, fut vous consulter, et votre opinion vint confirmer la mienne; elle se mit à l'usage du *Rob Boyveau-Laffecteur*, et, au bout de quelque temps, tous les symptômes sympathiques des voies digestives disparurent.

Verberie (Oise), 14 février 1849. DELAMARRE, docteur-médecin.

Tumeur. — Madame C..., ayant une tumeur au côté gauche, avait employé mille remèdes pour s'en débarrasser; six bouteilles de *Rob Boyveau-Laffecteur* accompagnées de la tisane dépurative de salsepareille, ordonnée par son docteur, amenèrent une guérison tant désirée.

Bernay, 22 mars 1849. E. FOSSEY, pharmacien.

Monsieur et honoré confrère,

Je vous ai adressé hier un artiste distingué qui a besoin de suivre un traitement dépuratif par le Rob Boyveau-Laffecteur. Déjà j'ai eu l'honneur de vous adresser quelques malades que vous avez parfaitement guéris. M..., M..., banquiers; M..., juge au tribunal de..., etc.

Dr AUSSANDON, rue Notre-Dame-de-Lorrette, 42.

Cachexie scrofuleuse. — M. D..., à Toulouse, ayant tous les caractères du vice scrofuleux qui, par parenthèse le firent exempter de la conscription, fut atteint, le 20 décembre 1853, d'un engorgement général des glandes axillaires et inguinales que l'on attribua à des excès commis quelques jours auparavant. Bientôt la région du cou devint le siége d'un gonflement inflammatoire qui fut combattu par les applications des sangsues, par des cataplasmes et des bains joints à un régime sévère, à la diète lactée. Malgré cette médication et le mal ne diminuant pas, on s'adressa, par mon conseil, à votre Rob et ce ne fut que par son influence que les duretés de glandes du cou, de l'aisselle et de l'aine se fondirent; et une entière résolution s'est opérée à l'aide de votre seul remède, dont le malade a largement usé pendant plus de six mois; aujourd'hui encore, quoiqu'il ne reste plus de trace de l'affection primitive, notre malade a recours de temps à autre à ce moyen efficace dont il a tant à se louer.

Glandes au sein. — Madame X..., âgée de 40 ans, à laquelle je donnais mes soins avec un estimable confrère qui ne partageait pas mes sentiments au sujet de votre remède, nous offrit, dans le cours d'une maladie aiguë étrangère à notre sujet, quelques symptômes de vice scrofuleux qui s'annoncèrent par l'engorgement des glandes du cou et des mamelles; l'on attribua ce désordre à un froid très-vif que madame X... avait ressenti quelques jours avant, et en conséquence, il fut ordonné des applications et des bains chauds qui calmèrent les douleurs sans diminuer l'engorgement. Ce ne fut qu'après plusieurs tentatives résolutives sans succès que l'on se rendit à mes raisons et que l'on commença l'usage de votre Rob. Sous son influence, les duretés se fondirent insensiblement et leur entière disparition a eu lieu dans l'espace d'un mois, à l'exclusion de toute autre médication, car je ne voulais pas faire partager à d'autres substances l'honneur d'une guérison que je regardais certaine par votre Rob seul. La malade en a consommé cinq bouteilles durant son traitement qui s'est prolongé quatre mois, quoiqu'on puisse dire que la guérison était déjà obtenue dès le premier.

Marasme. — M. X..., que diverses maladies mal guéries avaient laissé dans un état de marasme et de langueur extrêmes, ne pouvait plus travailler et quoique jeune encore, avait renoncé à tout espoir de guérison. Il nous fut adressé le 15 mars 1854, et le plus difficile n'était pas de lui prescrire des remèdes, mais plutôt de lui inspirer de la confiance en ces remèdes. Je fis donc à mes frais l'épreuve de votre Rob, que j'engageai mon malade à continuer au moins quinze jours, et après ce laps de temps les douleurs ostéocopes, s'étaient déjà apaisées, le sommeil avait reparu et notre malade espéra un rétablissement qu'il n'avait pas soupçonné; quelques moyens secondaires, continués avec votre Rob dont le malade a usé pendant six mois ont amené une amélioration telle dans son état que l'on peut se vanter à bon droit de la guérison si, ce dont je ne puis douter, il suit encore quelque temps nos conseils à cet égard.

Voilà, Monsieur, quelques observations que parmi tant d'autres je me hâte de vous transmettre ; elles vous donneront une idée de ma méthode, et du fréquent usage de votre Rob dans ma pratique. J'ai d'autant plus de foi en lui, que je l'ai vu plus souvent produire d'excellents effets, où d'autres moyens bien vantés, et employés même avec discernement, avaient partout échoué. Aussi est-il peu de maladies chroniques, surtout de celles où l'on peut soupçonner quelque altération d'humeurs, où je n'en tente l'usage presque toujours heureusement.

Toulouse, 13 déc. 1865. Docteur JALABERT, 26 r. de la Chaine.

Humeurs froides. — Comme chirurgien-major dans le 20e régiment de ligne, j'ai eu fréquemment occasion de recommander le *Rob Boyveau Laffecteur* à des officiers qui avaient suivi divers traitements sans en obtenir une guérison complète, et je dois rendre hommage à la vérité en déclarant que l'emploi du *Rob Boyveau-Laffecteur* a procuré constamment une guérison tant désirée.

J'ai remarqué que les affections scrofuleuses, chez les enfants surtout, étaient notablement améliorées par l'emploi du *Rob Boyveau-Laffecteur* qu'ils prennent toujours avec plaisir ; et j'ai obtenu plusieurs guérisons en faisant reprendre de ce *Rob Boyveau-Laffecteur* pendant plusieurs printemps de suite, et en y ajoutant les moyens hygiéniques que la médecine ne doit jamais négliger.

JOURDAIN, docteur-médecin,
ancien chirurgien-major, à Paris.

Cancer au sein. — J'ai expérimenté votre *Rob Boyveau-Laffecteur* ; la personne sur laquelle j'ai observé s'en est trouvée admirablement bien. Voici, du reste, l'observation dont vous pourrez faire tel usage qu'il vous plaira. Madame X..., d'une constitution bilioso-sanguine, était depuis longues années indisposée souvent par des dartres furfuracées ; un traitement approprié fit disparaître cette affection cutanée. Il y a quinze mois, une induration squirrheuse de la glande mammaire survint, le bout du sein disparut, une ulcération ne tarda pas à arriver.

J'appelai en consultation MM. Magne et Barbot ; l'amputation du sein fut reconnue urgente, et pratiquée le lendemain. La plaie se présentait sous un aspect satisfaisant pendant les vingt premiers jours, puis elle devint fongueuse, saignante ; une récidive paraissait imminente : tous nos moyens de traitement, de pansement, restaient sans succès depuis trois mois, quand l'envoi que vous m'avez offert arriva. Aussitôt, j'administrai ce remède, et je comprimai la plaie avec une lame de plomb. Après cinq bouteilles, la cicatrisation s'est faite rapidement et régulièrement ; le teint de la malade est meilleur ; elle a repris sa gaieté et ne désapprouve pas la communication que je viens vous faire ici. Je vous verrai bientôt à Paris. L'administration, j'espère, aura autorisé l'achat d'une certaine quantité de ce remède, que je veux expérimenter sur une plus grande échelle.

[illegible], chirurgien en chef de l'hospice de Mende.

OBSERVATION EXTRAITE DU PROCÈS-VERBAL DES MALADES SOUMIS A L'EXPÉRIENCE DU FAUBOURG SAINT-DENIS.

1. *Ulcère gangréneux.* — Il ne fallut que trois mois de traitement pour guérir chez un sujet un engorgement gangréneux qui avait l'étendue de cinq pouces de long sur trois et demi de large, et qui avait fait juger la maladie incurable. Sa guérison a été complète.

2. *Pustules contagieuses.* — Soixante jours suffirent pour un malade qui, à la suite d'un autre engorgement de l'aine prêt à se résoudre, avait le visage couvert de dartres et de pustules en suppuration.

3. *Phthisie.* — Une suite d'accidents fort graves, comme maux de tête violents, pustules, toux opiniâtre, crachement de sang, ulcère à la gorge, avaient affligé un malade pendant douze ans ; il lui restait, lorsqu'il a commencé le *Rob Boyveau-Laffecteur*, un ulcère aux amygdales à la luette, des tubercules à la base de la langue, des douleurs insoutenables à la partie moyenne du bras droit, un engorgement aux glandes inguinales, etc., etc. Le *Rob Boyveau-Laffecteur* l'a guéri malgré son épuisement, quoique jugé incurable par les quatorze médecins qui ont suivi les expériences et rédigé les procès-verbaux.

Extrait des procès-verbaux des expériences publiques ordonnées par la Société royale de médecine.

GUÉRISON DU Dr BELLANGER RACONTÉE PAR LUI-MÊME.

Eblouissements, vertiges, nausées. — Les premières atteintes du trouble nerveux dont il va être question remontent à quatre ans. Je fus alors, pour la première fois de ma vie, sérieusement malade et affecté d'un violent rhumatisme siégeant dans le genou droit et dans l'articulation tibio-tarsienne gauche.

Le rhumatisme proprement dit a disparu en quelques semaines, tandis que les actes nerveux qui en avaient paru être la manifestation symptomatique lui survécurent et continuèrent plusieurs années.

Un indéfinissable malaise caractérisait chaque accès. Je n'en donnerai qu'une faible idée en le comparant à celui qui précède les fièvres et les autres maladies aiguës. Je n'ai jamais rien éprouvé de semblable. C'était un accablement, un brisement douloureux des forces qui m'obligeait à prendre immédiatement le lit. Je n'étais plus alors qu'un cadavre vivant.

Le temps coulait sans que j'en eusse la conscience. A la fin de l'accès, j'étais toujours étonné de l'heure que marquaient les pendules. J'étais dans un état intermédiaire entre la vie et la mort, qui ne comporte ni le besoin d'action ni l'ennui.

Tels étaient les caractères constitutifs et dominants de tous les accès. Je ne parle pas de quelques symptômes variables qui venaient accidentellement compliquer la scène. Des éblouissements subits, des vertiges, un refroissement général ou partiel, le plus souvent borné aux mains, des frissons fugaces courant dans le dos, dans les membres, quelquefois des nausées et des vomissements, des soubresauts dans les muscles des membres ou du tronc, et jusqu'à ces resserrements convulsifs ou spasmodiques des organes abdominaux. Je sentais distinctement l'estomac ou une portion de l'estomac se contracter et se relâcher tout à coup.

La quinine, les vésicatoires, les purgatifs, tout fut essayé inutilement.

J'étais dans le triste état que je viens de décrire, depuis environ six semaines, lorsque j'eus le très-grand bonheur de trouver dans l'opium un puissant, un héroïque palliatif, qui, sans jamais éteindre le mal dans son principe, l'annula complétement dans ses effets, et me rendit en quelque sorte l'existence.

Je ne savais donc plus quel parti prendre. Toutes mes espérances étaient donc déçues. Je ne pouvais plus compter sur rien. Il ne me restait qu'à attendre du temps ou du hasard un secours incertain et une guérison de plus en plus problématique. Dans ces tristes dispositions, j'entendis parler d'une maladie singulière qui, après avoir résisté à tous les moyens réguliers de la science, venait de céder comme par enchantement à l'administration de quelques bouteilles de Rob Boyveau-Laffecteur.

Je me suis donc mis à l'usage du Rob Boyveau-Laffecteur. A peine en eus-je pris quelques bouteilles que je me trouvai, à ma très-grande surprise et à ma très-grande satisfaction, dans un état que je ne connaissais plus depuis quatre ans.

Je cessai de prendre du Rob Boyveau-Laffecteur, les accès revinrent, mais au bout d'un mois, j'ai repris immédiatement du Rob Boyveau-Laffecteur; ils cessèrent de nouveau, non pas, il est vrai, aussi promptement que la première fois, mais après quinze jours de l'emploi de ce médicament. Depuis trois mois je ne prends plus de Rob Boyveau-Laffecteur, et je ne vois plus d'accès reparaître. Je continue à prendre de l'opium, mais ce n'est plus qu'à doses décroissantes et déjà fractionnées, et comme un dernier tribut qu'il me faut payer à une longue habitude.

Pendant quatre mois je n'ai pas ressenti la plus légère atteinte d'un mal dont la nature et les caractères m'étaient si bien connus. Après ce laps de temps, le monstre que j'avais cru anéanti a montré qu'il conservait encore un reste de vie, et m'a menacé de renaître.

L'opium me soulageait et faisait, comme autrefois, cesser mes accès, mais ils revenaient infailliblement le lendemain. Il n'agissait donc toujours que comme palliatif. Tous les autres médicaments que j'ai essayés : les antispasmodiques, les excitants, le sulfate de quinine lui-même, qui m'avait été plusieurs fois favorable, n'ont pu changer en rien mon état. Après ces inutiles tentatives, je me suis remis à l'usage du Rob Boyveau-Laffecteur; quatre bouteilles prises en quelques semaines ont mis fin à tout désordre. J'ai cessé de prendre le Roy Boyveau-Laffecteur, le mal est revenu après une intermission de huit jours; je l'ai repris de nouveau le mal a de nouveau disparu en quelques jours.

Après avoir ainsi constaté itérativement l'action puissante et rapide du médicament, j'ai mis fin à toutes mes expériences. Pour confirmer ma guérison, j'ai continué à prendre le Rob Boyveau-Laffecteur à doses successivement décroissantes : depuis lors, il n'est plus question pour moi ni de mal ni de remède.

BELLANGER, docteur-médecin.

Pour plus amples détails, voyez le *Siècle* du 25 juillet 1856.

Douleurs du globe de l'œil. — M. J..., négociant, âgé de trente ans, atteint depuis plusieurs années d'une maladie des yeux qui le faisait considérablement souffrir, a été guéri avec deux bouteilles.

Je pourrais vous en citer beaucoup d'autres qui ont obtenu avec le Rob Boyveau-Laffecteur les résultats les plus encourageants.

Agen, 20 dec. 1847. BACHON, pharmacien.

Goutte invétérée. — Un officier de gandarmerie était cruellement tourmenté par une goutte invétérée dont les accès se produisaient plusieurs fois par mois. Il m'écrivit pour m'exposer sa pénible situation et réclamer mes conseils de médecin ; je prescrivis l'emploi du Rob Boyveau-Laffecteur. Après un espace de cinq mois, il était radicalement guéri, et il n'avait employé que seize bouteilles du Rob Boyveau-Laffecteur.

Abbé CLAVEL, médecin.

Paralysie rhumatismale. — En 1849, un bourgeois des environs de la ville d'Auxerre vint me consulter en mon presbytère de la paroisse d'Escamps, où j'étais curé alors, pour me prier de le délivrer d'une affection rhumatismale. On l'apporta dans une voiture, car il ne pouvait pas marcher. Je lui prescrivis l'usage du Rob Boyveau-Laffecteur. Après six mois de traitement et 20 bouteilles de Rob, il recouvra la santé, et se trouve aujourd'hui à la tête d'une exploitation considérable dans son pays.

Abbé CLAVEL, médecin.

Attaques épileptiques. — Un jeune homme de 22 ans était depuis l'âge de douze ans sujet à des attaques épileptiques. Il n'y avait point de périodicité dans les attaques. L'on m'apprit encore que la première pouvait être le résultat d'une vive frayeur occasionnée par un incendie dont l'enfant avait été témoin. Je constatai qu'il n'existait aucune lésion organique; mais je n'oubliai pas de noter la persistance assez prolongée des croûtes laiteuses pendant l'enfance. Après les diverses recherches dont je viens de rendre compte fort brièvement, je conçus le projet de guérir cette maladie essentiellement nerveuse, tout en tenant compte de ce qu'on pouvait lui rapporter comme principe humoral. Il fallait donc employer un traitement qui, en réagissant sur tout l'organisme, pût le modifier aussi fortement que possible. Je soumis le malade à l'hydrothérapie, ensuite j'insistai particulièrement sur l'administration du Rob Boyveau-Laffecteur : sous l'influence de cette médication il s'opéra des changements vraiment merveilleux. Au bout de trois mois, les attaques avaient perdu leurs caractères les plus saillants, en diminuant surtout de fréquence. Les changements favorables s'opérèrent aussi graduellement, et la résolution de tous les symptômes mit quinze mois à s'accomplir. Depuis l'heureuse terminaison de cette terrible maladie, rien n'est venu démentir la solidité de la guérison. J'ai revu ce jeune homme plusieurs années après, il est devenu père de famille, et sa santé est restée irréprochable.

Abbé CLAVEL, médecin.

Névroses des fonctions cérébrales. — Une dame, jeune encore, perdit en deux mois ses deux enfants atteints de fièvre typhoïde. Peu de temps après [illegible], [illegible] revers de fortune forcèrent le mari de cette dame à la France pour aller tenter la fortune en Californie. Des épreuves cruelles amenèrent tout à coup des désordres dans les fonctions de endement. Cet état se traduisait par une tristesse sombre à laquelle succédaient des mouvements désordonnés, avec absence complète de raisonnement ; en un mot, cette malheureuse femme était tombée dans la démence. On remarquait tantôt un calme apparent des traits du visage, tantôt une véritable décomposition lui succédait, les yeux étaient hagards, les muscles de la face convulsés, et une loquacité extrême décelait le trouble complet des idées ; il y avait perversion dans les voies digestives, et les époques s'étaient tout à coup arrêtées. J'essayai sans succès quelques-uns des moyens réputés les plus puissants en pareil cas. Je ne pouvais me défendre entièrement contre le découragement qui s'empare du médecin en présence d'une affection aussi redoutable. J'obtins les plus remarquables succès en employant le Rob de Boyveau-Laffecteur, et depuis, je le prescris dans les maladies dont le point de départ est le système nerveux. Je fis changer la malade d'appartement et la soumis à l'emploi du Rob Boyveau-Laffecteur, que je jugeai devoir ici administrer à hautes doses, en lui associant les antispasmodiques les plus énergiques. Au bout de deux mois, les idées de la malade se liaient logiquement, et les désordres de l'intelligence s'étaient considérablement amendés. Les fonctions des voies digestives s'accomplissaient régulièrement. Enfin après trois mois, à partir de ce favorable changement, la raison s'exerçait dans toute sa plénitude.

Abbé CLAVEL, chanoine, médecin.

Rhumatisme. — J'ai eu occasion d'employer le Rob Boyveau-Laffecteur souvent, et je me plais de le dire, avec succès, dans des cas d'affections rhumatismales chroniques ; je veux le prescrire encore chez un de mes malades atteint de gonflement articulaire et de gravelle. Ayez l'obligeance de donner au porteur quatre bouteilles de Rob Boyveau-Laffecteur.

Montpellier, 6 sept. 1851. HEBERT-RODRIGUES, docteur-médecin.

Ophthalmies chroniques. — Je continue à être parfaitement satisfait des effets du Rob Boyveau-Laffecteur, et dans les affections cutanées particulièrement. Je ne lui trouve rien de comparable pour la guérison de certaines ophthalmies purulentes.

Vendeuvre-sur-Barse (Aube), 12 sept. 1855. A. HERMENT, d[r].

Goutte. — J'ai eu à traiter M. Van H..., capitaine au long cours.

Tous les moyens indiqués pour le traitement de la goutte furent épuisés sans succès par mon malade. Je le soumis au Rob Boyveau-Laffecteur. Les trois premières bouteilles amenèrent beaucoup de modifications. Douze bouteilles complétèrent le traitement.

Je viens de voir M. Van H..., deux ans après sa guérison. Dans sa joie, il m'autorise à publier son observation, que j'ai beaucoup abrégée.

J. LAVOLLET, docteur en médecine.

Monsieur et cher confrère.

Bien que je n'aie pas eu le plaisir de vous rencontrer, je suis bien aise de vous dire que, pendant mon séjour de sept années aux Philippines, où j'ai rempli les fonctions de médecin titulaire de l'hôpital civil de la capitale de ces îles, j'ai employé et j'ai vu prescrire à mes collègues votre Rob. Les cures que nous avons obtenues par son emploi dans les maladies invétérées et les affections de la peau me font un devoir de ne pas vous laisser ignorer plus longtemps d'aussi beaux résultats. Je dirai plus, c'est que depuis mon retour à Paris, où je me livre spécialement au traitement des douleurs de toute nature, des maladies des articulations, et des paralysies par l'application externe du baume dont j'ai rapporté la formule de ces lointains pays, j'ai souvent conseillé l'emploi du Rob de Laffecteur dans des cas de douleurs générales profondes, mal localisées, mais entachées du vice syphilitique que je n'avais pas pu soulager et que le Rob a guéris. *Suum cuique*, car je ne puis laisser passer cette occasion de vous dire ce que quelques confrères refuseraient d'avouer.

Soyons de bonne foi, et répétons avec ceux qui souffrent que la meilleure méthode en médecine est celle qui guérit. Telle est, monsieur, chez un peuple où l'on traite les malades sans saignée, sans l'emploi des sangsues et seulement avec des remèdes composés de simples, tant à l'extérieur qu'à l'intérieur, telle est la logique du *Pen-tsau cang-mon* ou *Herbier chinois*, cette immense encyclopédie de matière médicale et d'histoire naturelle, où l'on pourrait trouver d'inépuisables trésors scientifiques, comme le dit le P. Duhalde dans son admirable livre sur la Chine.

Paris 20 mai 1856.

Dr MALLAT DE BASSILAN, chevalier de la Légion d'honneur, 34, rue Saint-Roch.

Névralgie de la tête. — J'allais vous écrire pour vous demander six grandes bouteilles de votre Rob pour M. le gros major de la légion étrangère, lorsque m'est arrivée votre lettre. Le major commandant notre régiment me charge de vous dire que, grâce aux six bouteilles de Rob que je lui ai conseillées et que vous m'avez envoyées pour lui en novembre, il a passé un hiver charmant comme il n'en avait pas passé un ainsi depuis six ans, à cause de ses névralgies faciales. Il me charge de vous dire de publier ma lettre, désirant donner à sa guérison une grande publicité. Je lui conseille encore d'en prendre six grandes bouteilles, que je vous demande au commencement de cette lettre.

Bastia, 20 mai 1855.

MATURIN, D. M. P

Gonflement des articulations. — M. P., ancien officier de la marine, vint me consulter pour un gonflement du genou gauche. Il y avait douleur intolérable, s'exaspérant fortement pendant la nuit. Malgré l'emploi des vesicatoires, de la morphine et de bains hydro-sulfureux, l'affection ne diminuait point. Nous soumîmes le malade à l'emploi du Rob Boyveau-Laffecteur, et en deux mois la guérison fut obtenue.

Le docteur THOMASSIN.

Névralgies. — Asthmes. — M. X..., atteint de douleurs névralgiques depuis plusieurs années, vint me consulter le 15 décembre 1851. A cette époque, il était en proie à une névralgie cérébrale d'une intensité très grande. Depuis plusieurs mois, les douleurs atroces et intolérables qu'il éprouvait, et qui étaient continues l'avaient privé complétement du sommeil. Des battements de cœur qui se faisaient sentir dans une grande étendue de la poitrine existaient simultanément et occasionnaient une gêne dans la respiration, qui augmentait surtout pendant la marche. Soumis au traitement dépuratif que je lui prescrivis, et dont le Rob Boyveau-Laffecteur du docteur Giraudeau faisait partie, une amélioration très-grande eut lieu peu de jours après; et trois mois après la guérison fut complète et a été exempte de toute récidive.

C. VIDAL, D. M. P., ancien chirurgien-major de la marine.

Insomnie, douleurs nocturnes. — M. M..., officier dans un régiment de cavalerie, par suite de maladies pour lesquelles il ne fit qu'un traitement peu regulier, se trouva atteint d'ulcères dans la gorge; la langue était surchargée d'aphthes, le corps presque couvert de dartres et de pustules lenticulaires qui indiquaient assez d'où provenait cette affection. — Dans cette position, il s'adressa à moi; il était courbé, avait perdu l'appétit et le sommeil, était sans force, tourmenté de douleurs nocturnes et d'un marasme général. Je conseillai à cet officier le Rob Boyveau-Laffecteur; six bouteilles ramenèrent la tranquillité chez le malade, rétablirent le sommeil, l'appétit et les forces; l'embonpoint revint, et trois autres bouteilles complétèrent la guérison.

ANSELIN, d.-m. au 2e régiment de hussards.

Goutte. — Les bons effets que j'ai retirés de l'emploi de votre Rob contre des affections goutteuses m'engagent à en continuer l'application à des maladies de ce genre.

Strasbourg, 26 avril 1857. Dr SCHALLER, hôtel du Rhin.

Maladies des membranes muqueuses. — Leur traitement.

OBSERVATIONS DU DOCTEUR BESUCHET.

Vomissements. — Un ecclésiastique d'une grande érudition, et qui avait surtout lu beaucoup de livres de médecine, après avoir suivi pendant quelque temps mes conseils pour se débarrasser de fréquents accès de vomissements qui le tourmentaient depuis dix ans, me dit, un jour que je m'étonnais avec lui de l'insuccès qu'il avait jusque-là éprouvé pour la cure complète de sa maladie, qu'il croyait que cela provenait d'un vice interne; qu'il savait confusément que dans sa jeunesse il avait été atteint d'une affection dartreuse qui probablement avait été mal traitée. Il me dit qu'il avait eu plusieurs fois l'idée de faire usage du *Rob Boyveau-Laffecteur*, dont on lui avait vanté les propriétés dépuratives; mais que la crainte de nuire à l'effet des divers traitements qu'il avait suivis, l'en avait empêché. Je lui dis qu'il pouvait faire un essai sans crainte, et que le trouvant bien disposé sous le rapport des voies digestives, je serais fort aise d'observer moi-même l'effet du remède en question. Après dix ou douze bouteilles de *Rob Boyveau-Laffecteur*, ce digne malade se trouva parfaitement guéri de ses vomissements, et put dès lors se livrer à la continuation de ce que je lui avais prescrit, pour achever de fortifier son estomac.

Gastralgie. — Madame L..., atteinte depuis longtemps d'une affection nerveuse, fixée principalement sur les voies digestives, ayant pris séjour à Paris pour être plus à même de recevoir mes conseils, et se voyant complétement guérie, eut le malheur, en rentrant au foyer domestique, d'y contracter une maladie qui porta le désespoir dans son âme; et par suite le plus grand trouble dans des organes si récemment guéris. Elle se voyait menacée de retomber dans son premier état, et peut-être de revenir pire encore. Ne voulant confier qu'à moi son nouveau malheur, elle m'écrivit aussitôt, et je me trouvai assez embarrassé, car je n'osais, connaissant la grande susceptibilité de son estomac, lui conseiller l'usage d'aucune préparation mercurielle. Je pensai au *Rob Boyveau-Laffecteur*, dont elle prit quelques bouteilles. Cette dame fut promptement guérie, sans perdre, ce qui était un grand bonheur pour elle, le bénéfice du traitement spécial qu'elle venait de suivre sous ma direction.

Gastrite dartreuse. — M. D... avait vu peu à peu ses organes digestifs s'affaiblir, au point que les aliments les plus légers passaient avec la plus grande difficulté. Soupçonnant, par les détails qu'il me donna, une maladie herpétique répercutée, je lui fis faire quelques applications de mon sparadrap, dit magnétique. Chaque fois elles produisirent l'apparition de nombreuses pustules sur les parties où elles avaient été faites. Complétement éclairé par ce phénomène, j'engageai M. D... à se mettre à l'usage du *Rob Boyveau-Laffecteur*, auquel je fis ajouter une certaine portion d'iodure de potassium ; puis il reprit mon traitement et fut complétement guéri.

15 janvier 1846. BESUCHET DE SAUNOIS, médecin de la Faculté de Paris, officier de la Légion d'honneur, inspecteur-général des prisons de France.

Perte d'appétit. — Mademoiselle W..., de 25 ans, vint me consulter pour une affection dartreuse très-grave, avec démangeaisons insupportables et manque total d'appétit.

Traitée d'abord par les moyens ordinaires, les résultats furent presque négatifs. Cette jeune personne fut soumise à l'usage de votre excellent *Rob Boyveau-Laffecteur*, et six bouteilles ont amené une guérison complète.

Mauvaise haleine. — Un de mes clients, M. E. L..., de 23 ans, était atteint depuis deux ans d'une fétidité repoussante de l'haleine. Huit bouteilles de *Rob Boyveau-Laffecteur* ont suffi pour obtenir une guérison complète.

PREZIOSI, docteur-médecin.

Gastrites. — Mes nombreuses occupations du Carême et des fêtes de Pâques m'ont empêché de vous accuser de suite réception de votre envoi, et de vous témoigner, selon mon désir, mes remercîments bien sincères ; aussi j'ai grande hâte de vous faire agréer mes excuses.

Il n'y a guère que trois semaines que la jeune malade a commencé à suivre le traitement que vous eûtes l'obligeance de prescrire. Confiée aux soins d'une personne intelligente, elle a grande espérance de guérison. Moi-même, aidé des renseignements marqués sur votre livre, j'ai pu donner quelques conseils touchant le régime à suivre sur la nature des aliments et l'emploi du Rob, qui au commencement semblait la fatiguer beaucoup. On m'assure qu'en ce moment il y a un mieux prononcé. Je ne puis communiquer plus de détails, ma position ne me permettant pas de faire des questions inutiles, dès lors que le mieux est assuré.

Montbard, 3 mai 1855 BIOT, vicaire à Montbard (Côte-d'Or).

Cancer à l'estomac. — Je vous prie d'avoir la complaisance de m'adresser un exemplaire de votre *Manuel de santé* pour me servir de règle de conduite dans les cas où il convient d'employer votre Rob Laffecteur.

Deux fois j'ai été consulté par deux malades condamnés à mort par plusieurs médecins, et deux fois je les ai guéris par votre remède, qui m'inspire la plus grande confiance. Il s'agit d'une religieuse de Port-Maurice qui vomissait tout et à qui on supposait un cancer à l'estomac ; je reconnus une suppression habituelle de sueur aux pieds, et votre Rob guérit la malade.

Port-Maurice, 8 oct. 1856. Le dr CÉSAR PROVENCAL.

Hydropisie. — Quelques bouteilles de votre Rob ont fait passer une hydropisie à un homme qui depuis quatre semaines était étendu dans un fauteuil sans pouvoir bouger ; aujourd'hui il se promène par la chambre.

Vevey (Suisse), 26 avril 1853. G. HEPPEL, pharmacien.

Ophthalmie.—M. J..., négociant, âgé de 30 ans, atteint depuis plusieurs années d'une maladie des yeux qui le faisait considérablement souffrir, été guéri avec deux bouteilles.

Je pourrais vous en citer beaucoup d'autres qui ont obtenu avec le Rob les résultats les plus encourageants.

Agen, le 20 déc. 1847. BACHON, pharmacien.

Pertes. — Une dame du même département avait depuis longtemps une dartre vive qui, à certaines époques, rendait sa situation insupportable. Au moyen de sept bouteilles de Rob de Boyveau et des soins appropriés à sa position, cette dame a non-seulement été guérie parfaitement, mais elle a déclaré avoir vu disparaître des fleurs blanches qui, depuis longues années, affaiblissaient son tempérament, et elle me prie, monsieur le docteur, de vous adresser des remercîments pour le bien que vos conseils lui ont procuré.

GRANET, ex-chirurgien des hôpitaux.

Cataracte. — J'ai été charmé de trouver, jointes à votre envoi, quelques lignes de votre main. J'ai beaucoup à dire sur le Rob Boyveau-Laffecteur, dont vous m'entretenez ; les observations que j'ai recueillies sont fort importantes, mais je ne saurais me décider encore à les publier. J'ai à signaler deux cas de guérison parfaite d'indocapsulite chronique, avec abolition totale de la faculté de voir. N'était la date trop récente de la guérison, je les livrerais immédiatement à la publicité.

Dr CUNIER (de Bruxelles), directeur de l'Institut Ophthalmique.

LE MAIRE DE LA VILLE D'AVRANCHES, MEMBRE DU CONSEIL GÉNÉRAL DU DÉPARTEMENT.

Monsieur et très-honoré confrère,

Depuis mon enfance médicale, j'ai une foi illimitée dans le Rob, les autorités scientifiques, surtout dans la marine, m'en ayant fait un éloge dicté par les faits. Veuillez donc bien, monsieur et cher confrère, adresser votre généreux envoi à M. Cordou, économe-receveur de l'Hôtel-Dieu d'Avranches. Je reviens en deux mots au médicament que j'aurais été mille fois à portée de mettre en usage si son prix eût été en rapport avec les bourses. Comme officier municipal et comme médecin en chef de l'hôpital et d'autres établissements publics d'Avranches, je saisirai, moins dans votre intérêt que dans celui de mes malades, l'occasion de prescrire le Rob.

ED. VOISIN, docteur-médecin.

Notice sur les médicaments dépuratifs.

On peut certainement avancer que les moyens de guérison le plus fréquemment employés par les médecins sont : les purgatifs, les saignées et les dépuratifs : c'est le véritable trépied thérapeutique.

Les dépuratifs sont des médicaments qui ont la propriété d'enlever à la masse des humeurs les principes qui en altèrent la pureté, et de les porter au dehors par quelques-uns des émonctoires naturels : tels sont les antiscorbutiques. La médication dépurative s'opère souvent par l'intervention pure et simple de la nature. Parmi nos diverses sécrétions, il en est quelques-unes, la sécrétion urinaire entre autres, qui ne constituent autre chose qu'une vraie dépuration naturelle. Dans ce cas, ce genre de terminaison est regardé comme une crise ; ce qui, en général, suppose que cette crise est survenue sans le secours de l'art. Par l'administration des dépuratifs, on cherche donc à imiter la nature, c'est-à-dire à favoriser la tendance qu'elle montre souvent de la manière la plus évidente, pour se débarrasser des produits d'un principe morbide quelconque. On conçoit d'après cela que la dépuration s'opère à l'aide de procédés divers, selon la nature du mal. Il pourra même y avoir des médications fort opposées, selon que l'on voudra, par exemple, dépurer le sang d'un hydropique ou celui d'un dartreux. La dépuration est tantôt simplement l'accessoire d'un traitement, et tantôt elle est seule le traitement lui-même.

La liste des dépuratifs est considérable. Mais dans cette nomenclature le Rob de Boyveau-Laffecteur a toujours occupé le premier rang, tant à cause de son efficacité constatée depuis plus de trois quarts de siècle, que par sa composition *exclusivement végétale*. Pour démontrer que le Rob de Laffecteur est entré dans le domaine de la médecine domestique, il nous suffira de citer les observations suivantes ; elles sont extraites de la correspondance du docteur Giraudeau de Saint-Gervais avec les différents curés desservants et sœurs hospitalières :

Observations de guérisons transmises par MM. les curés de paroisse.

Un de mes paroissiens nommé X., qui a eu recours à votre Rob si avantageux, me prie d'être auprès de vous l'interprète de sa reconnaissance,

Aumagne, le 13 mars 1854. — L. AUBONEZ, curé d'Aumagne, près St-Jean-d'Angély.

Dartres rebelles. — M'étant trouvé dans l'occasion d'appliquer votre remède à une de mes paroissiennes qui était dans le plus triste état par suite de rubans de dartres qui résistaient à tout traitement, j'ai obtenu une complète guérison seulement avec deux bouteilles de Rob et les bains de son et tisane de pensée, comme vous les prescrivez dans vos petits livres; je devins dès lors propagateur de ce remède, dont j'avais reçu le prospectus comme tant d'autres, c'est-à-dire sans y faire nulle attention. J'ai donc, au moyen de vos livres et de votre Rob, rendu service à beaucoup de personnes.

Foissy, le 13 janvier 1853. — BONNAIS, curé de Foissy, canton d'Arnay-le-Duc (Côte-d'Or).

M. X..., âgé de 40 ans, a été atteint d'une maladie contagieuse. Il n'y fit pas d'abord une grande attention, mais en peu de temps la presque totalité de la peau présente des espèces d'ulcères d'un fond très-rouge, avec des taches blanchâtres au milieu ; il a eu assez de confiance en moi pour me faire part de ses inquiétudes, mais je n'ai pu le déterminer à faire connaître son état à un médecin ; alors j'ai pensé au Rob Boyveau-Laffecteur et je le lui ai conseillé, etc.

Je n'ai qu'à m'applaudir des résultats obtenus par l'emploi du Rob Boyveau-Laffecteur à l'égard de M. X.... pour lequel j'ai eu l'honneur de vous consulter. Il en a pris trois bouteilles et demie, et tous les symptômes du mal ont entièrement disparu. Je le crois parfaitement guéri, etc.

Varaville, 5 juin 1848. — BOUET, curé de Varaville (Calvados).

Dermatose. — J'ai recours à votre bienfaisance et à votre humanité. Vous savez que notre position nous rend souvent les médecins et de l'âme et du corps. J'ai conseillé à un infortuné atteint d'une dartre depuis fort long temps l'usage de votre Rob. Il en a pris deux bouteilles, et il croit avoir avoir éprouvé du mieux.

J'ai pensé que quelques conseils de votre part lui seraient fort nécessaires et très-utiles.

18 décembre 1855. J. CANON, curé de Saint-Paul-Trois-Châteaux (Drôme).

Affection du poumon. — Je vous remercie de la célérité avec laquelle vous m'avez expédié les six bouteilles de votre excellent Rob, et de la générosité avec laquelle vous m'avez traité.

J'ai l'honneur d'offrir mes respects à M le docteur Giraudeau et de le prier de m'envoyer dans le plus bref délai une autre caisse de Rob Boyveau-Laffecteur. La grande quantité de Rob que j'ai prise depuis 6 mois me détermine à vous demander une petite réduction en faveur des pauvres à qui je donne ce remède.

Une chose qui vous surprendra, c'est que j'ai la presque certitude d'arriver à la complète guérison d'une phthisie pulmonaire avec votre excellent Rob Boyveau-Laffecteur.

Ecouis, 18 oct. 1855. CHRÉTIEN, curé doyen à Ecouis (Eure).

Note de l'abbé Clavel.

Maladies chroniques et rebelles. — Ayant eu occasion, dit M. l'abbé Clavel, d'employer le Rob Boyveau-Laffecteur, dépuratif du sang du docteur Giraudeau, j'en ai constaté les effets les plus satisfaisants. Rarement un remède inerte et sans efficacité résiste-t-il à la double épreuve du temps et de la jalousie; or, comme en dehors de toutes les oppositions, le Rob Boyveau-Laffecteur est l'un des remèdes populaires les plus anciens et jouissant d'une réputation soutenue, je crus devoir en faire l'essai. Je le prescrivis donc à des personnes affectées de dartres, de teignes, de scrofules, de cancers, d'ulcères, de gales dégénérées, de scorbut, de goutte, de douleurs rhumatismales, de marasme, de rhumes, de gastrites, de maladies de foie, d'asthmes et de toux opiniâtre. Les résultats que j'en obtins me conduisirent à me méfier du jugement que des hommes de science jettent souvent avec trop de légèreté contre les remèdes accrédités. Dans une foule de cas les succès du Rob Boyveau-Laffecteur, furent si surprenants que je les aurais à peine crus s'ils avaient eu lieu hors de ma vue et de ma surveillance. Plusieurs de ces cas méritent surtout d'être connus, et neuf observations recueillies à ce sujet ont été publiées dans le journal la *Vérité* du 16 juillet 1855, et dans l'*Ami de la Religion*.

Abbé CLAVEL, chanoine, médecin reçu à la Faculté de Paris, auteur du Traité expérimental de botanique, etc.

Ulcères gangréneux. — En 1847 m'étant trouvé à Rome avec un curé âgé de 75 ans, il me consulta sur une affection ulcéreuse qui m'aurait paru être la gangrène sénile si je n'avais été assuré par son affirmation qu'il avait ce mal depuis près de trente ans. Je lui prescrivis l'usage du Rob Boyveau-Laffecteur et j'en surveillai l'emploi en le combinant avec un régime convenable en rapport avec la constitution et le grand âge du malade. Au bout de quelques mois de ce traitement les plaies avaient disparu aux jambes, la santé s'était améliorée, l'amaigrissement avait cessé et le vieillard avait repris une vie active comme à l'époque de l'âge mûr.

Abbé CLAVEL, chanoine.

Dartre héréditaire. — En 1845, un célèbre baron allemand vint à Paris pour me consulter sur une affection dartreuse dont il était atteint ainsi que sa sœur et sa fille. Tout ce qu'il avait fait depuis plusieurs années pour se débarrasser de ce mal avait été inutile. Je prescrivis à toute la famille, à des doses différentes, le Rob Boyveau-Laffecteur dépuratif. Le mal disparut entièrement après un usage modéré de ce remède pendant quelques mois, et j'ai acquis encore tout récemment la certitude qu'il n'avait pas reparu. Depuis lors on n'a plus fait aucun traitement.

Abbé CLAVEL, chanoine.

Monsieur et honoré confrère.

Vous êtes assez riche pour faire un petit sacrifice et assez charitable pour ne pas le regretter, il s'agit d'une pauvre femme de Pérouse atteinte gravement d'une maladie contagieuse ainsi que sa fille; j'ai prié M. le curé de Pérouse de se joindre à moi pour que vous lui fassiez la charité de quelques bouteilles du Rob Laffecteur.

Pérouse, 13 fév. 1848. Dr CARRON DU VILLARDS, oculiste.

Tumeurs et abcès. — Le très-bon Carron du Villards m'encourage à vous présenter la supplique de deux malades infortunées dont le corps est couvert d'affreuses tumeurs qui leur font souffrir des douleurs atroces; venez au secours de ces malheureuses, Dieu vous rendra au centuple dès ce monde le bien que vous leur ferez.

Pérouse, 13 février 1848. E. CUENIN, curé de Pérouse.

Guérison. — Je ne sais si vous avez conservé souvenir d'une pauvre mère et de sa fille. Le docteur Carron du Villards avait eu la pensée de vous adresser une supplique pour obtenir de votre générosité quelques bouteilles de votre merveilleux Rob; j'avais joint à sa lettre une apostille pour vous recommander ces infortunées. Vous avez bien voulu accéder à notre prière. — Je suis heureux d'avoir à vous apprendre que votre générosité a obtenu son effet : la fille est guérie, ses plaies affreuses se sont cicatrisées. — La mère, par un sentiment admirable de tendresse maternelle, a laissé à son enfant les deux tiers du remède. Elle n'est pas guérie, mais elle allait déjà sensiblement mieux, lorsque le remède a fait défaut. Ah ! cher monsieur, mettez le comble à votre générosité, rendez la joie à ces infortunées en leur accordant encore quelques bouteilles de votre miraculeux remède; c'est au nom de Dieu et de l'humanité que moi, pasteur de cette infortunée mère, j'ose vous adresser cette demande; achevez votre œuvre, et votre nom sera à jamais béni dans notre voisinage.

Un pasteur n'est étranger à aucune des misères de ses infortunés paroissiens.

Pérouse, près Belfort (Haut-Rhin). E. CUENIN, curé de Pérouse.

Votre sirop a fait un bien inappréciable aux pauvres de ma paroisse auxquels la charité d'une dame, qui est infiniment précieuse aux yeux de tout le monde, l'a offert. Maintenant elle en est dépourvue et bien des infirmes lui en demandent. Je viens en son nom pour vous supplier de lui en envoyer encore dix bouteilles aux mêmes conditions, si vous pouviez encore en baisser le prix ce serait une grande œuvre de charité et dont Dieu vous tiendrait compte.

Poussay, 9 avril 1856. J.-B. FRANÇOIS, desservant de Poussay.

Monsieur, je viens vous prier au nom de M. X..., mon paroissien, de lui envoyer trois bouteilles de votre Rob. Vous trouverez ci-inclus un mandat sur la poste.

Il espère que vous consentirez à faire remise sur ce prix à ma prière, si vous ne le pouvez pas, vous n'enverrez que deux bouteilles et demie au lieu de trois bouteilles.

Etreville, 5 février 1857. HOMO, curé d'Etreville.

Maladie périodique. — Je certifie que madame X..., qui était atteinte depuis deux ans d'une maladie de peau qui revenait périodiquement et attaquait même la figure, a été radicalement guérie par l'emploi de six bouteilles du Rob Boyveau-Laffecteur.

Massey (Aube), 1er juillet 1858. HENAUT, curé à Massey.

Voici les observations sur les deux guérisons obtenues au moyen de votre Rob Boyveau-Laffecteur.

Accidents scrofuleux.— Une jeune fille de dix-huit ans, Mlle X..., offrait depuis plusieurs années des signes caractéristiques de la constitution scrofuleuse : engorgement des glandes du cou et de l'aisselle, teinte mate de la peau, atonie, etc. Après avoir consulté plusieurs médecins et épuisé toutes les ressources ordinaires de la médecine pendant trois années consécutives, le mal allait toujours croissant et était en dernier lieu jugé incurable. Cette jeune personne, d'après mes conseils, s'est soumise à l'usage du Rob Boyveau-Laffecteur pendant trois ou quatre mois, et sa guérison ne laisse rien à désirer.

Insomnie, fièvre lente. — Madame C..., était, depuis huit à dix mois, en proie aux douleurs d'une affection dartreuse très-grave (il y avait plaie), perte d'appétit, insomnie, fièvre lente et continue. Il y avait engorgement des glandes du cou et des autres parties du corps.

Douze bouteilles lui ont rendu une santé parfaite.

Etreville, 22 décembre. LAPLANCHE, curé d'Etreville (Calvados).

Dernièrement je me trouvais à Lignevilie (Vosges), chez le curé de la localité, mon confrère. On y parla de plusieurs personnes guéries de dartres par l'usage du Rob de Boyveau ; cela m'intéressa fort, parce que je connais des dartreux qui ont eu recours à beaucoup de remèdes, tous restés sans effet. Aussi me suis-je empressé de demander le prix du Rob si efficace et ensuite le moyen de s'en procurer.

Mattaincourt (par Mirecourt), 19 déc. 1850 MOUGEOT, prêtre.

Le Rob que vous avez eu la bonté de m'expédier a déjà produit de très-heureux résultats sur la jeune malade dont je vous ai déjà parlé et pour laquelle vous avez bien voulu prescrire un traitement. Deux autres malades sont soumis au régime du Rob et s'en trouvent bien. Je viens vous prier de me faire expédier le plus tôt possible, une caisse de huit bouteilles, contre remboursement par la diligence.

Fumel, 2 mai 1855. LIMOBLANC, curé à Fumel (Lot-et-Garonne).

Correspondance avec les sœurs de charité.

Monsieur, le Rob Boyveau-Laffecteur de l'année dernière a produit de si heureux résultats, que j'ai l'honneur de vous prier de nous en expédier par la voie la plus directe, et le plus promptement possible, huit grandes bouteilles.

Hôpital de Joigny, 29 avril 1854. Sœur CÉCILE, supérieure.

Monsieur, je vous prie d'envoyer à la Providence de Merdrignac (Côtes-du-Nord) quatre bouteilles de Rob Boyveau-Laffecteur. Je compte sur la remise ordinaire telle qu'elle a été faite à M. l'abbé Jonny aumônier de notre communauté.

Merdrignac, 21 novembre 1856. Sr SAINTE-CHANTAL, supérieure.

Nous soussigné, médecin de l'hôpital militaire de Stenay (Meuse), vu le besoin que nous avons chaque jour du Rob Boyveau-Laffecteur dans notre service, désirons que l'économe de la maison fasse une demande de quelques bouteilles de ce remède, au prix réduit qu'on accorde aux établissements de bienfaisance.

Stenay, 6 mars 1854. DARCQ, docteur-médecin.

Veuillez avoir la bonté de nous envoyer six bouteilles ou douze demi-bouteilles de votre Rob Boyveau-Laffecteur. L'adresse du ballot et la traite ainsi qu'il suit : A sœur Constance, pharmacienne de l'hospice de Stenay.

Stenay, le 24 mars 1854. BAUDSON, secrétaire-économe de l'hospice de Stenay (Meuse).

Permettez-moi de vous exprimer toute ma reconnaissance pour le bien qu'a fait votre excellent Rob Boyveau-Laffecteur à notre petite malade. Tout le temps qu'elle en a pris, elle n'a eu ni migraine ni maux d'estomac : elle se porte à ravir, et même ses quatre plaies s'étaient refermées ; mais depuis qu'elle a cessé, quelques accidents ont reparu. Vous avez dit à la mère que vous feriez quelque concession, puis votre excellent cœur a fait remise de la somme entière. Je n'osais espérer un tel sacrifice.

Versailles, 20 nov. 1849. Sœur ÉMILIE, supérieure.

Je viens vous prier de m'expédier le plus tôt possible une caisse de Rob de Boyveau-Laffecteur avec la remise que vous faites aux hospices, veuillez y joindre une instruction.

Hospice de Boulogne-sur-Mer, 21 mars 1855. Sœur LOUISE.

Veuillez remettre au porteur deux bouteilles de Rob de Boyveau-Laffecteur.

Asile Ste-Anne, rue de Lisbonne, 41. Sœur NATHALIE, supérieure.

Monsieur le docteur, puisque vous permettez à mes consœurs de profiter des remises que vous faites sur l'infaillible Rob Boyveau-Laffecteur, je viens vous prier de me faire le même avantage, et de m'envoyer quatre bouteilles de ce Rob Boyveau-Laffecteur pour un de nos malades. Ayez donc la bonté de me l'envoyer au plus tôt, et m'indiquer le moyen de vous en faire passer le montant ou bien ce qui est mieux encore tirez sur ma chère sœur Louise Fleuret, supérieure de l'hôpital.

Hôpital de Mirecourt, 15 avril 1854. Sœur PLACIDE LEDUC, pharmacienne.

Je vous prie de m'expédier huit bouteilles du Rob de Boyveau-Laffecteur vous l'adresserez à la supérieure de l'hospice qui a signé ici-bas. Vous obligerez infiniment celle qui a l'honneur de vous saluer.

Bourgoin (Isère). 30 mai 1854. Sœur PONCET, supérieure de l'hospice.

Je vous prie de vouloir bien remettre six bouteilles de Rob Boyveau-Laffecteur à la personne porteur de cette lettre et qui devra remettre l'argent.

Sœur RIGAUD, supérieure de l'hôpital de Châtillon.

Monsieur, veuillez je vous prie m'envoyer au plus tôt quarante bouteilles de Rob de Laffecteur ; vu la chaleur et la longueur de la route, je vous prie de bien faire attention à l'emballage nous pourrons faire suivre le remboursement ; cotez au prix le plus bas, c'est pour une pharmacie d'hôpital qui vend au bénéfice des pauvres.

Hospice d'Yzeugeaux, 13 juillet 1853. Sœur Saint-AUGUSTIN.

La commission administrative des hospices de Mâcon.

D'après votre lettre et les rabais que vous avez la bonté de faire aux pauvres hospices, je viens vous prier de nous faire un envoi de seize bouteilles de Rob Boyveau-Laffecteur. Je pense que ce ne sera pas la dernière fois que nous ferons cette demande.

Mâcon, le 22 mai 1850. Sœur Ste-COLOMBE LABOURÉ, supérieure des religieuses Augustines et hospitalières de l'Hôtel-Dieu de Mâcon.

Nous désirerions bien vingt-quatre bouteilles du Rob de Laffecteur du même que vous eûtes la bonté de nous remettre l'année dernière. J'espère, monsieur, que vous nous ferez la même faveur et nous accorderez une remise sur notre demande, les pauvres en profiteront, ce n'est pas sans besoin.

Mâcon, 26 sept. 1852. Sœur Ste-COLOMBE LABOURÉ.

Voudriez-vous nous faire envoyer par la diligence, et de suite, s'il vous plaît, six bouteilles de Rob Boyveau-Laffecteur ; je pourrai rembourser en le recevant.

St-Brieuc, 10 juin 1853. Sœur supérieure du Bureau de charité.

Observations de guérisons recueillies il y a cinquante ans.

Ce qui met le Rob de Laffecteur au premier rang des agents thérapeutiques c'est son ancienneté. Quand il fut approuvé en 1778, il existait déjà comme secret de famille depuis plus de cent ans, et pour prouver que son action est la même qu'à son origine, nous nous bornerons à citer quelques faits empruntés au *Traité de Boyveau-Laffecteur,* édition de 1814, un vol. in-8° de 500 pages.

Palais détruit. — Madame ***, demeurant à Paris, rue Guénégaud, avait deux ulcères, dont l'un avait produit une carie au grand angle de l'œil, l'autre avait rongé la voûte palatine, et détruit une grande partie du voile du palais. Consulté par cette infortunée, M. Génonville lui fit prendre le Rob de Boyveau, dont sept bouteilles opérèrent la guérison : il ne lui reste d'autre incommodité qu'un nasillement et une déglutition difficile.

Paris, juillet 1799.

Névralgie. — M. D.... marchand de vins, âgé de 35 ans, père de quatre enfants bien sains, ainsi que la mère, fut attaqué de douleurs de tête qui devinrent continuelles après avoir été périodiques : il a souffert pendant dix-huit mois des tourments inouïs, et a employé inutilement tous les remèdes connus.

M. Genonville prescrivit le Rob de Laffecteur, et après deux mois de traitement et l'emploi de dix bouteilles la santé revint avec les forces, le sommeil et l'appétit.

27 janvier 1796. Dr GENONVILLE, chirurgien au Val-de-Grâce.

MANUEL DE SANTÉ.

DICTIONNAIRE

DE MÉDECINE, D'HYGIÈ[illegible]

ET DE PHARMACIE PRATIQUES

SUIVI D'OBSERVATIONS DE GUÉRISONS

PAR

LE Dr GIRAUDEAU SAINT-GERVA[illegible]

Chevalier de la Légion-d'Honneur.

TROISIÈME ÉDITION

1 volume, Édition compacte de 288 pages

Prix : 80 centimes.

Si on envoie quatre timbres-postes de 20 c. au Dr Giraud[illegible] Saint-Gervais, 12, rue Richer, à Paris, on recevra cet ouvr[illegible] à domicile en France franco de port. — Pour l'étranger on de[illegible] payer 1 franc.

On peut aussi se procurer cet ouvrage chez tous les librair[illegible] au prix de 80 centimes. Dans ce volume sont classées par or[illegible] alphabétique, toutes les maladies les plus ordinaires à l'esp[illegible] humaine. Chaque affection s'y trouve définie par ses symptô[illegible] essentiels, avec clarté et précision, et l'on indique les form[illegible] les plus usitées pour les guérir. Cet ouvrage, qui devrait être d[illegible] toutes les familles, contient plus de 160 chapitres différents 50 formules.

PARIS, CHEZ L'AUTEUR, RUE RICHER, 12.

GUIDE PRATIQUE POUR GUÉRIR

SANS MERCURE

LES MALADIES SYPHILITIQUES

Et les affections provenant de l'âcreté du sang et des humeurs par l'emploi du **ROB BOYVEAU-LAFFECTEUR**, et d'après les conseils du Dr **GIRAUDEAU SAINT-GERVAIS**. Suivi du poëme de BARTHÉLEMY sur la *Syphilis*, 1 volume de 315 pages, rendu franco à domicile, broché, prix : 1 fr. qu'on paie par 5 timbres-poste, en s'adressant au Dr **GIRAUDEAU SAINT-GERVAIS**, *rue Richer*, 12, à Paris.

PARIS. — IMP [illegible] GOUPY, [illegible]UE GARANCIÈRE 5.

131

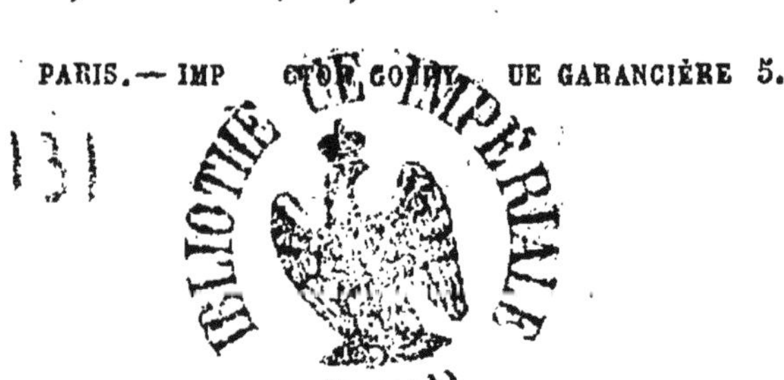

www.ingramcontent.com/pod-product-compliance
Ingram Content Group UK Ltd.
Pitfield, Milton Keynes, MK11 3LW, UK
UKHW020421220726
13923UKWH00005B/2082